Elisabeth MANDL

Tiere, Minerale und andere Heilmittel in der Homöopathie

Eine illustrierte Auswahl

mit einem Vorwort
von

Dr. med. Franz Swoboda
Österreichische Gesellschaft für
Homöopathische Medizin

1992

VERLAG WILHELM MAUDRICH
WIEN – MÜNCHEN – BERN

Umschlaggestaltung: Walter Innerkofler, Wien

Filmsatz und Offsetdruck: Ferdinand Berger & Söhne Gesellschaft m. b. H.,
3580 Horn, Wiener Straße 80

ISBN 3 85175 561 8

Vorwort

Als homöopathisch tätiger Arzt bin ich bei meinen Patienten stets auf der Suche nach dem Ganzen, dem Besonderen und Wesentlichen. Ich lerne ihre Herkunft und ihren Weg kennen, ihre Beschwerden und die Lage, in welcher sie sich befinden, und suche die dem Gesamten ähnlichste Arznei.
Bücher wie das vorliegende helfen nun, die Arzneien in ihrer Herkunft, ihrem Standort, ihrem Aussehen und Wirken zu verstehen. So formt sich ein Ganzes aus dem Bild der Substanz, dem Bild der Arznei und dem Bild des Menschen.
Die Liebe der Autorin zur Homöopathie kenne ich seit langem und wünsche ihrem bereits zweiten Band viele Freunde.

Wien, im Juli 1992 Dr. med. Franz Swoboda

Inhaltsverzeichnis

Einleitung

In der Homöopathie werden Heilsubstanzen verwendet, die aus allen Bereichen der Natur gewonnen werden.

Vor sieben Jahren ist der Vorläuferband zu diesem Buch erschienen, der die homöopathisch verwendeten Heilpflanzen behandelt*). Seine gute Aufnahme bei der Leserschaft und das positive Echo haben Verlag und Autorin veranlaßt, zur Komplettierung nun diesen Folgeband herauszubringen. Aufgabe des vorliegenden Buches ist es, eine illustrierte Auswahl von in der Homöopathie verwendeten Tierstoffen, Mineralien, Metallen und anderen Mitteln zu bringen. Besonderes Augenmerk wurde auch diesmal wieder der ausführlichen Beschreibung der jeweiligen Mittel, ihrer Herkunft und der bildlichen Darstellung gewidmet – kommt es doch oft über diesen Weg zu einem vertieften Verständnis für die Anwendbarkeit.

Heutzutage werden die aus den Rohsubstanzen gewonnenen Mittel vom Handel bezogen. Sie müssen den Bestimmungen des Homöopathischen Arzneimittelbuches entsprechen.

Früher haben die homöopathischen Ärzte oftmals ihre Mittel noch selbst zubereitet; der direkte Bezug zum Rohstoff oder zur Ursubstanz ist seither weitgehend verlorengegangen. Den Konnex wiederherzustellen, ist eines der Ziele dieses Buches.

Dieses Buch soll keine Arzneimittellehre sein und erhebt auch keinen Anspruch auf Vollständigkeit – das wäre in dem ihm vorgegebenen Rahmen auch nicht möglich. Es ist auch nicht dafür gedacht, Laien als Grundlage zur Selbstbehandlung zu dienen, denn die differenzierte Anwendung der potenzierten Arznei ist dem homöopathisch tätigen Arzt vorbehalten und nur in einer eigenen Ausbildung erlernbar. Das Buch soll vielmehr dem Laien – der bereits über Kenntnisse aus dem Schatz der Volksmedizin verfügt – zeigen, welche erweiterten Heilungsmöglichkeiten sich in der homöopathischen Medizin anbieten. Das Buch erleichtert dem homöopathischen Arzt in seiner täglichen Arbeit die visuelle Zuordnung der tierischen und mineralischen Heilmittel zu den Geist- und Gemüt- sowie Leibsymptomen. Deren Darstellung ist ein Auszug aus den gängigsten homöopathischen Arzneimittellehren (siehe Literaturliste) und bedient sich auch der dort üblichen sprachlichen Formulierungen.

Möglicherweise erscheint die Diktion, in der die Symptome geschildert werden, dem in naturwissenschaftlich-nüchterner Denkweise verhafteten Leser mitunter fremdartig; sie entstammt jedoch der Ausdrucksweise von

---

*) E. Mandl, Heilpflanzen in der Homöopathie. W. Maudrich, Wien–München–Bern 1985.

Patienten, die die Symptome, unter denen sie leiden, in bildhafter Sprache schildern. Wer auf den ganzen Menschen eingehen will, muß sich mit Augen und Ohren auch dessen Ausdrucksweisen öffnen.

Krankheitsbild und Arzneimittelbild entsprechen einander als Phänomene. „Sie werden beschrieben, in sprachlicher Formulierung interpretiert, um das Wesentliche, Spezifische zu erfassen. Etwas Ähnliches tut schließlich auch der Arzt, indem er die Vulgär-Phänomenologie des erzählenden Patienten in der Anamnese zur wissenschaftlichen Phänomenologie der Diagnose erhebt, (wohl wissend, daß er) dabei alle Risken der Interpretation eingeht." (A. FOCKE, in Documenta Homoeopathica, Bd. 3, 1980.)

In den westlichen Ländern hatte der arzneiliche Gebrauch von **Tierstoffen** im 18. Jahrhundert einen Höhepunkt. Hahnemanns Apothekerlexikon stellt den Stand der Arzneimittellehre zu dieser Zeit umfassend und kritisch dar. Tierstoffe haben in der Schulmedizin im Lauf des 19. Jahrhunderts zusehends an Bedeutung verloren. Die jüngere Entwicklung der Schulmedizin ging dahin, die Wirkstoffe der tierischen Organe oder Sekrete zu isolieren, zu analysieren und zu synthetisieren und bei Mangelkrankheiten als Ersatzstoffe zu verwenden. Bio- und gentechnische Verfahren eröffnen heute auf diesem Gebiet ganz neue Perspektiven.

Grundsätzlich aber besteht die Tendenz, möglichst nur wohlumschriebene, reine Stoffe zu verwenden, die sich im Tierversuch zu quantitativer Bestimmung eines ausgesuchten Effekts eignen.

Tierprodukte sind meist natürliche Komplexe. Homöopathische Arzneiprüfungen können sowohl mit natürlichen Komplexen als auch mit Reinstoffen angestellt werden. Deshalb sind auch Zubereitungen von ganzen Tieren, deren wirksame Produkte nicht isoliert werden können, für eine therapeutische Anwendung geeignet.

Die in diesem Buch behandelten Tierstoffe sind eine Auswahl, die im Hinblick auf deren Eignung als Arzneimittel für eine abgestimmte Reiztherapie getroffen worden ist. Aus den Erfahrungen der homöopathischen Ärzte hat sich ergeben, daß die Anzahl der in der täglichen Praxis verwendeten Mittel überschaubar ist. *Ein Hauptanliegen dieses Buches ist es, die jeweiligen Mittel durch Illustrationen nach ihrer Herkunft zuzuordnen und zu veranschaulichen.*

Die Mittel werden (alphabetisch geordnet) in bewährter Weise wie schon im 1. Band („Heilpflanzen in der Homöopathie") auf je einer Doppelseite in Wort und Bild vorgestellt. Diese strukturelle und strenge Gliederung bringt es mit sich, daß – besonders bei umfangreicheren Mitteln – die Information meist im Telegrammstil und schlagwortartig geboten wird; dies wird aber sicherlich durch die gewonnene Übersichtlichkeit und Benützerfreundlichkeit ausgeglichen.

Unter dem Begriff „Einordnung“ versteht sich die taxonomische Stellung des betreffenden Tieres in der Reihenfolge: Tierstamm/Klasse/Ordnung/ Familie. Bei der Vorstellung der jeweiligen Tiere wurde auf Informationen verzichtet, von denen angenommen werden darf, daß sie zum Allgemeinwissen zählen. Vielmehr sollten jene im Vordergrund stehen, die vielleicht zum besseren Verständnis dazu führen, warum und wie die betreffenden Tiere (bzw. die aus ihnen gewonnenen Stoffe) in der Homöopathie verwendet werden. Unter „Stoffliches“ wird die physiologische Wirkung des Reinstoffs beschrieben.

Zu den besonders gut geprüften Stoffen zählen die **Minerale** und **Metalle**. Die Erde besteht aus Mineralen – und wir Menschen sind Teil dieser Erde.

Die *Entstehung der Minerale* erfolgt nach den gleichen Bedingungen wie die der Gesteine. Wenn auch fast alle Minerale zur Urausstattung der Erde seit deren Entstehung vor 4,6 Milliarden Jahren zählen, sind sie doch nicht an Ort und Stelle geblieben. Durch komplizierte chemische Wechselwirkungen zwischen der starren Erdkruste (Lithosphäre) und dem zähplastischen äußeren Erdmantel (Asthenosphäre) wurden und werden die Elemente umverteilt. Die Zonierung der äußeren Erdschalen läßt sich als Ergebnis einer Entmischung seit der Erstarrung der Erdkruste verstehen, die sich bis in die Gegenwart fortsetzt.

In der *Lithosphäre* haben sich meist zuoberst jene Elemente angereichert, die eine starke Affinität zum Sauerstoff haben. Hauptbestandteil dieser Zone ist Silicium, daneben Alkali- (Natrium, Kalium), Erdalkali- (Magnesium, Kalzium, Strontium, Barium) bzw. Leichtmetalle (Aluminium). Sie liegen meist in Form von Silikaten vor; manche finden sich als sedimentierte Verwitterungsprodukte oder wurden als Karbonate und Halate ausgeschieden.

In größerer Tiefe sind die schwefelaffinen Elemente vertreten: Es handelt sich meist um sulfidische Metallverbindungen (Kiese, Glanze, Blenden, Fahlerze), zuweilen auch um Metalloxide (Aluminium, Chrom, Eisen, Titan).

Durch Klüfte und Poren im Gestein können magmatische Schmelzen leicht durchtreten. Kühlt eine Schmelze unter 1000° C ab, trennen sich die meisten schweren Bestandteile von der übrigen Silikatschmelze, die einer weiteren Entwicklung unterliegt. Die *Ausscheidungsfolge* aus der glutflüssigen Masse entspricht nicht nur den Erstarrungs- bzw. Schmelzpunkten der einzelnen Minerale, sie wird auch durch andere Parameter beeinflußt. Auch verändert sich durch Auskristallisation einzelner Gemengteile die Zusammensetzung der Schmelze. Beim weiteren Aufsteigen in Oberflächennähe übernehmen aus dem silikatischen Magma entweichende Dämpfe und Flüssigkeiten (sowie eingesickertes Meer- und Grundwasser) den weiteren Transport. Sie sind wesentlich mobiler als die zähe Gesteinsschmelze und von großer Reaktionsfähigkeit. Zuletzt kristallisiert das nach Bildung verschiedener Silikate noch vorhandene überschüssige SiO_2 als Quarz aus und füllt die restlichen Hohlräume. *Magmatische Lagerstätten* unterliegen einer vertikalen *Zonierung*.

Tabelle: Zonierung einer magmatischen Lagerstätte (Von unten nach oben zu lesen. Es wird vorwiegend auf die in diesem Buch abgehandelten Minerale Bezug genommen)

Zone	Temperatur	Minerale
Oxidationszone	$<100^{\circ}$ C	Rot- und Brauneisenstein, Azurit, Malachit
hydrothermale Zone (Ausscheidung aus heißen Lösungen. Oxidations-, Reduktions- und Hydrolyse-Reaktionen fördern besonders die Abscheidung von sulfidischen Erzen.)	100° C	Bleiglanz, Silberglanz, Antimonglanz, Zinkblende, Kupferkies, Fahlerz, Zinnober, Auripigment, Arsenkies, Schwefelkies
pneumatolytische Zone (Mineralbildung in den Durchgasungszonen im Dach der Magmakammer.)	370° C	Zinnstein, Flußspat
pegmatitische Zone (Anreicherung der wegen ihrer Größe oder Kleinheit in die entstandenen Kristallgitter schwer einzubauenden Ionen in den leicht flüchtigen Komponenten des Magmas H_2O, HCl, HF, SO_2. Auskristallisation in randlichen Spalten und Rissen.)	550° C	Korund, Kryolith, Apatit
liquid-magmatische Zone (Absonderung der schweren und zuerst entstandenen Minerale am Grund des Magmakörpers.)	700° C ↑	Magnetit, Eisennickelkies
	MAGMA	

Chemisch resistente, harte und schwere Minerale halten der Verwitterung stand. Sie werden vom Wasser abtransportiert, jedoch bald wieder an Stellen mit geringerer Transportkapazität *abgelagert*. Dort bilden sie sogenannte *„Seifen"*. Leicht lösliche Verwitterungsprodukte werden vom Wasser oft über große Entfernungen transportiert und aus der Lösung durch Änderung der Lösungsbedingungen (Übersättigung durch Verdunstung bzw. Abkühlung, chemische Reaktionen usw.) wieder ausgeschieden.

Auch die *sedimentären Lagerstätten* weisen als logische Folge der Sedimentationsbedingungen gewisse Zonierungen auf.

Manche *Sedimente* sind durch *Organismen* entstanden. Ihre Bildung steht in Abhängigkeit von deren *Lebensbedingungen*.

Die Anordnung der ausgewählten Minerale, Metalle und anderer – nicht als Minerale oder Metalle einzuordnender – Heilmittel erfolgt ebenfalls in alphabetischer Reihenfolge; allerdings in einer von den tierischen Heilmitteln getrennten Zusammenstellung.

Minerale bestehen aus Elementen oder setzen sich aus ihnen zusammen. Unter „Kennzeichnung, Geochemie" findet sich jeweils ein kurzer „Steckbrief" der betreffenden Elemente und eine knappe Übersicht über das Vorkommen, die Entstehung und die Geo- und Ökochemie des entsprechenden Minerals. Einige wenige Mittel zählen zu den Gesteinen (Hekla Lava) oder sind Produkte technologischer Prozesse (Carbo, Causticum, Kreosotum, Petroleum): Bei ihrer Besprechung wurde das Schema der Mittel-Vorstellung nach konkreten Erfordernissen ein wenig abgewandelt.

Was die Nomenklatur betrifft, wurden alle Mittel nach ihren alten (Konventional-)Namen eingereiht – sind sie doch seit Jahrzehnten unter diesen Begriffen bekannt und geläufig. Das Homöopathische Arzneibuch jedoch schreibt ab nun gesetzlich und verbindlich eine wissenschaftliche Nomenklatur für homöopathische Arzneimittel vor, die in vielen Fällen nicht mit der bisher verwendeten Nomenklatur übereinstimmt. Aus diesem Grund werden für die nun entstandene Übergangsphase auch die neuen verbindlichen Namen angeführt sowie in der Liste der im Buch besprochenen Mittel die alten Namen mit den neuen synonym gesetzt.

Die Leitsymptome sowie die Modalitäten sind kursiv gesetzt, damit der Leser das für das betreffende Mittel Charakteristische optisch leicht erfaßt.

Für die Hilfe beim Zustandekommen dieser Arbeit danke ich meinem Mann, Prof. Dr. Lothar MANDL, der mir wieder behilflich war: einerseits als Biologe und Erdwissenschafter in zoologischen und mineralogischen Fragen und andererseits in methodischer Hinsicht mit seiner reichen Erfahrung als Lehrbuchautor und bei der (manchmal so gar nicht einfachen) Beschaffung vieler Abbildungen.

Für die Hilfe beim Zustandekommen dieser Arbeit danke ich meinem Mann, Prof. Dr. Lothar MANDL, der mir wieder behilflich war: einerseits als Biologe und Erdwissenschafter in zoologischen und mineralogischen Fragen und andererseits in methodischer Hinsicht mit seiner reichen Erfahrung als Lehrbuchautor und bei der (manchmal so gar nicht einfachen) Beschaffung vieler Abbildungen.

Ebenso danke ich für die Überlassung einiger Bilder sowie für die freundliche Hilfe bei der Bereitstellung von Materialien zwecks photographischer Dokumentation:

Dr. Friedrich DELLMOUR, Ludwig Boltzmann-Institut für Homöopathie, Wien;
Dr. Heinz GRILLITSCH, Herpetologische Sammlung des Naturhistorischen Museums, Wien;
Frau Mag. pharm. C. LACHMANN, Apotheke zum Rothen Krebs, Wien;
Univ.-Prof. Dr. Jörg A. OTT, Institut für Zoologie der Universität Wien;
Fa. Dr. PEITHNER KG, 1232 Wien;
Dr. Harald SCHWAMMER, Institut für Zoologie der Universität Wien
und Herrn Mag. Kurt WEINZETTL, Salzburg.

Elisabeth MANDL

Abkürzungen

Abn. = Abneigung
B = Besserung
HAB = Homöopathisches Arzneimittelbuch
MS = Multiple Sklerose
NS = Nervensystem
V = Verschlimmerung
Verl. = Verlangen
ZNS = Zentralnervensystem

Anguilla vulgaris

Aal

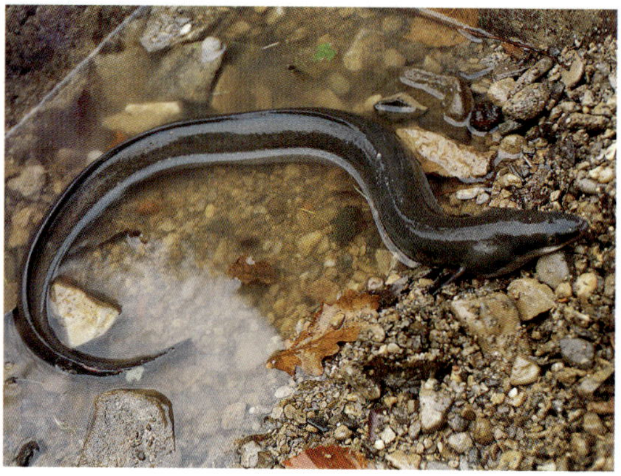

Abb. Flußaal

Einordnung: Wirbeltiere / Fische / Knochenfische / Aale (Anguillidae)

Kennzeichen: Als Wanderfisch in allen sauberen Flüssen Europas (außer jenen, die ins Schwarze Meer münden) sowie in Seen (als Speisefisch ausgesetzt). Der schlangenartige Körper dieses Grundfisches ist mit schleimiger Haut bedeckt. Die bei uns gefangenen Aale sind meist Weibchen; diese wandern nächtlich über Feuchtbiotope von Flußgebiet zu Flußgebiet. Die Männchen halten sich an der Mündung der Flüsse auf, wohin die Weibchen nach der Geschlechtsreife zurückkehren. Die Laichplätze sind im westlichen Atlantik. Die Larven (Glasaale, Silberaale, Grünaale) wandern wieder an die europäischen Küsten und nehmen dort ihre endgültige Farbe und Form an („Steigaale").

In der Homöopathie verwendet: Serum des erwachsenen Aals.

Stoffliches: Im Serum: Ichthyotoxin. Wirkt auch bei oraler Aufnahme. Verliert die Wirksamkeit durch Erhitzen auf 100° C.

Wirkungsrichtung: Niere, Leber, Blut, Herz. Ähnlich dem Viperngift.

Indikation: Akute Erkältungsnephritis; Dekompensation mit Hypertonie, Urämie, Mitralinsuffizienz und Arrhythmie bei schlechter Diurese. Stauungs- und Ödemmittel.
Nach der französischen Schule (VOISIN, JOUSSET) wird Aalserum bei Krankheitszuständen verwendet, bei denen es noch nicht zur Ödembildung gekommen ist.
„Nach der Erfahrung indischer Ärzte, wie uns *Dorcsi* mitgeteilt hat*), ist Aalserum auch ein wichtiges Ödemmittel und findet Anwendung bei Lymphödem nach Mammaoperation, Aszites bei Herz- und Nierenversagen, Anasarka, Elephantiasis, Stauungsödemen bei Karzinompatienten. Auch in der Veterinärmedizin wird Aalserum gerne verwendet beim postpartalen Euterödem bei Kühen. Aalserum ist also ein wertvolles Ödemmittel."*)

---

*) Documenta Homoeopathica 8: Aalserum. Eine Arzneimittelprüfung von A. ROHRER. Vormals Haug Verlag, jetzt Maudrich.

Arzneimittelbild:

1. Geist und Gemüt: Zerstreut, gibt verkehrte Antworten, geistesabwesend, verstört.

2. Leib: Kongestionen zum Kopf und Gesicht: Stirn, Schläfen, Augen; halbseitig, vorwiegend rechts. Augen tränen. Schwindel mit Ohnmachtsneigung. *Gefühl, als ob die Ohren verstopft seien,* Töne erscheinen schrill, hat Mühe, die menschliche Stimme zu verstehen. Mund und Rachen sind heiß und trocken. Stechen und Brennen an der Zungenspitze und Speiseröhre. Speichelfluß. *Leib schmerzhaft, aufgetrieben, Leber geschwollen. Großer Durst. Übelkeit. V: Gerüche. B: durch Essen und Aufstoßen.* Koliken. *Einschnürungsgefühl in der Brust, Dyspnoe, V: durch Bewegung, selbst beim Sprechen, Stehen und Sitzen, Herzklopfen. Puls schwach, beschleunigt, unregelmäßig. V: durch Tiefatmen, Liegen auf der linken Seite, Niederlegen. B: Ruhe und Rückenlage. Herzklopfen verhindert Einschlafen. Schmerz in der linken Nierengegend, verminderte Harnmenge, Harn eiweißhältig und dunkel.* Beine schwer, wie Blei, geschwollen und schmerzhaft. *Frostigkeit.* Wechselnde Kälte und Wärmeempfindungen in den Händen, Handflächen gefühllos und trocken. Extremitäten gefühllos. *Geringe oder keine Ödeme.*

Verwendete Potenzen: D4, D6, D8, D30, D200.

Ähnliche Mittel: Vipera berus, Lachesis, Digitalis, Iberis, Apocynum, Cantharis, Dulcamara, Berberis, Solidago.

Ambra grisea

Grauer Amber

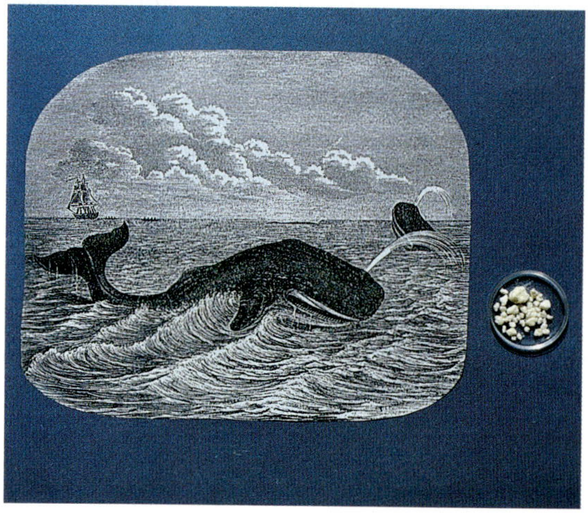

Abb. Pottwal (Physeter macrocephalus L.) und Granulat aus den weißen Duftknollen des Ambrasekrets

Einordnung: (Pottwal) Wirbeltiere / Säugetiere / Wale / Zahnwale (Cetaceae)

Kennzeichen: Der schon recht selten gewordene Pottwal (Länge über 20 m) lebt gesellig in allen Weltmeeren. Als besonderes Kennzeichen gilt der aufgetriebene Kopf (Name!) mit dem seitlich gelegenen Atemloch. Die Unterkiefer tragen kleine Kegelzähne.

In der Homöopathie verwendet: Ambra, die wachsartige aromatische Absonderung aus dem Darm des Pottwals.

Stoffliches: Graue bis goldgelbe talgartige Ausscheidungsprodukte aus dem Darmtrakt mit (schon von HAHNEMANN erwähnten) eingelagerten weißlichen, besonders aromatischen Einschlüssen („Duftknollen"). Von den flüchtigen wohlriechenden Ölen sind bisher zwei Bestandteile bekannt (Terpenoide): Dihydro-γ-Ionon (ein Terpenoidketon) und Ambrein (ein Triterpenoidalkohol). Außerdem finden sich noch freie und veresterte Säuren. Ambra wird seit langem in der Parfumindustrie verwendet.

Wirkungsrichtung: ZNS, besonders Psyche; Neurovegetativum.

Indikation: Nervosität, Hysterie, allgemeine nervöse und geistige Erschöpfung, Spasmen, nervöse Aerophagie, Meteorismus, nervöser Husten, nervöses Asthma, nervöses Herzklopfen, Obstipation, Reizblase, Fluor albus, Pruritus, Zwischenblutungen. Bei entsprechenden Störungen im Klimakterium und Senium. Gedächtnisschwäche, Schlaflosigkeit. Krampfanfälle bei Kindern. *Folgen von Kummer und Geschäftssorgen, Angst vor Entscheidungen und allem Ungewohnten.*

Arzneimittelbild:

1. Geist und Gemüt: Unruhig, *erregt, hastig, Rededrang mit nachfolgender Angegriffenheit, reizbare Schwäche.* Ängstlich, scheu, *gehemmt, Erröten, alles verschlimmert sich in Gegenwart fremder Personen.* Niedergeschlagen, möchte allein sein. *Gedanken haften an unangenehmen Dingen, Vorstellungen.* Fürchtet verrückt zu werden. *Gedächtnisschwäche. Verschlimmerung durch Musik, geringste Belastungen, Übermüdung, sexuelle Exzesse, nach dem Essen und beim Darandenken.* B: Ablenkung, Bewegung im Freien.

2. Leib: Schwere und Druckgefühl auf dem Scheitel, Kopfschmerz und Schwindel, Schwäche, Gedankenschwund. V: morgens, *nach dem Essen. Blutandrang zum Kopf beim Hören von Musik. Krampfhaftes Zucken in den Gesichtsmuskeln.* Überempfindliches Gehör, *nervöse Schwerhörigkeit.* Nasenbluten, Zahnfleischbluten. Übler Mundgeruch, *Leib aufgetrieben,* Kopfschmerz mit saurem Aufstoßen, welches erleichtert. *Nervöses Hüsteln, Husten:* hohl, bellend mit *Erstickungsgefühl,* Angst und starkem *Herzklopfen. Flattern am Herzen.* Gefühl eines Klumpens in der Brust mit Bangigkeit, kann nicht tief atmen. *Vergeblicher Stuhldrang, hartnäckige Verstopfung alter Menschen, Stuhl und Harnentleerung kann in Gegenwart anderer Menschen nicht verrichtet werden.* Hämorrhoiden. *Starke geschlechtliche Erregung.* Jucken, Kitzeln und Brennen am After, in der Harnröhre, an den Schamlippen. Zwischenblutung. Empfindungen von Eingeschlafensein, von Brennen und Kälte an verschiedenen Körperteilen. *Spasmen. Schlafstörung und Einschlafschwierigkeiten durch den Ansturm unangenehmer Vorstellungen.* Aufschrecken durch ängstliche Träume.

Verwendete Potenzen: D3, D4, D6, D12, D30 (D3 bewährt).

Ähnliche Mittel: Avena sativa, Coffea, Acidum phosphoricum, Kalium phosphoricum, Ignatia, Cocculus, Calcium carbonicum, Barium carbonicum, Acidum succinicum, Asa foetida, Nux moschata, Cimicifuga, Moschus, Thea, Hypericum, Valeriana.

Apis mellifica

Honigbiene

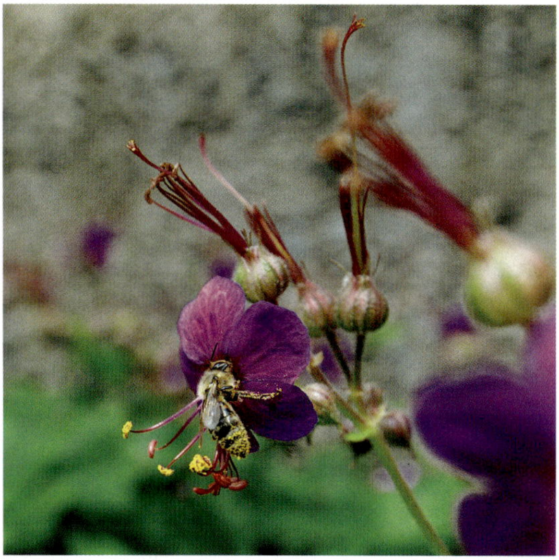

Abb. Honigbiene (Sammelbiene) auf Blüte

Einordnung: Gliederfüßer / Insekten / Hautflügler / Bienen (Apidae)

Kennzeichen: Sozial lebendes Insekt. In einem Bienenvolk gibt es ein geschlechtsreifes *Weibchen* (Königin, Weisel). Aus unbefruchteten Eiern entstehen *Männchen* (Drohnen, ca. 300 pro Volk). Befruchtete Eier, aus denen nicht voll zur Reife kommende Weibchen entstehen, ergeben *Arbeiterinnen*. Ein Volk hat 40.000 bis 70.000 Arbeiterinnen. Diese leben mehrere Wochen bis Monate. Zunächst übernehmen sie im Stock Brutpflegearbeiten, später fliegen sie als Sammelbienen (Nektar und Pollen). Nur Arbeiterinnen und Weisel besitzen einen Giftapparat (Giftdrüsen mit Stachel samt Widerhaken). Erfolgreiche Sammelbienen teilen durch bestimmte Tanzfiguren ihren Stockgenossinnen Richtung und Entfernung zur Futterquelle mit.

In der Homöopathie verwendet: ganze Arbeitsbiene. Für Apiserum: Inhalt der Giftblasen.

Stoffliches: Zwei Arten von Giftdrüsen: 1. *Saures, toxisches Sekret* (dient der Feindabwehr), dessen Zusammensetzung noch nicht völlig geklärt ist – vermutlich Amine (Histamin), Enzyme (Hyaluronidase A und Phospholipase A) sowie Karbonsäuren (z. B. Ameisensäure). 2. *Alkalische, ölige Flüssigkeit* (dient der Funktionserhaltung des Stachelapparats). Höchste Giftwirkung bei etwa 14 Tage alten Bienen.

Wirkungsrichtung: ZNS, Meningen, Haut, Schleimhäute. Nieren. Herz. Augen. Tonsillen. Ovarien.

Indikation: Folgen von Insektenstichen, unterdrückten Hautausschlägen, Unterdrückung des Geschlechtstriebes. Folgen von Schreck, Eifersucht und Ärger. Akute und subakute entzündliche Erkrankungen. Allergien. Konjunktivitis, Keratitis, Chemosis, Angina, Glottisödem, Asthma. Exsudative Entzündung der Meningen, der Pleura, des Peritoneums, der Synovien. Erkrankungen der Ovarien, Zystenneigung, Amenorrhoe, akute oder subakute Nephritis, urtikarielle Exantheme, Erysipel. Rheumatische Perikarditis. Hydrops. Akuter oder subakuter Gelenksrheumatismus.

Arzneimittelbild:

1. Geist und Gemüt: *Überempfindlich,* lebhaft, erregt, *hastig,* bestrebt um Harmonie, sorgfältig, *ungeschickt* infolge Unruhe der Hände. Argwöhnisch und eifersüchtig. Grundlos niedergeschlagen, weint, meint sterben zu müssen, sehnt sich nach dem Tod. Apathisch, bewußtlos.

2. Leib: *Plötzlich eintretende, sich rasch ausbreitende brennende und stechende Schmerzen; gebessert durch Kälte und Bewegung. Extreme Berührungsempfindlichkeit. Zusammenschnürungs- und Zerschlagenheitsgefühl. Ödematöse Schwellungen und Ergüsse.* Drückende, bohrende, klopfende Kopfschmerzen, *Gefühl, „als sei der Kopf zu groß", bohrt den Kopf in das Kissen mit Aufschreien. B: Druck beider Hände. Schwellung unterhalb der Augen.* Stechen und Brennen in den Augen „wie von glühenden Nadeln", Tränen und Schleimabsonderung. Stock- auch Fließschnupfen. Trockener krampfhafter Husten von einer Stelle im Kehlkopf ausgehend, *Erstickungsgefühl,* Reflexhusten von den Geschlechtsorganen ausgehend. *V: Hitze, Schlafen, Liegen, jeglicher Druck.* B: sobald sich etwas Schleim löst. *Zunge trocken, geschwollen, mit dunklem Belag, Spitze mit rotem Dreieck. Zäpfchen transparent, glasig, wie gefirnißt. Mandeln feurig rot, Schluckbeschwerden. Durstlosigkeit.* Verlangen nach Saurem. *B: kühle Umschläge, kalte Milch, kalte Getränke. V: zwischen 15 und 18 Uhr, nachts, durch Schlaf.* Geschmack bitter. Erbrechen. Grünlich, schleimige, auch blutige Durchfälle, *unwillkürliche Stuhlentleerung. Harninkontinenz,* mit Reizung und Zusammenschnürungsgefühl der Harnorgane, Brennen nach dem Wasserlassen. Harn eiweiß- und zylinderhaltig. Unterleib gespannt, berührungsempfindlich. Ziehen und Wundheitsgefühl in den Eierstöcken, Regel zu früh, schmerzhaft, Schwellung der Schamlippen. Abortneigung im 3.–4. Monat, Amenorrhoe mit Hirnsymptomen nach Schreck. Schmerzen in Gelenken, Muskeln und Nerven (Neuritis, Ischias). *Haut berührungsempfindlich, glänzende, abgegrenzte, blasenartige Ausschläge mit Stechen, Jucken und Brennen.* Schläfrig, ohne schlafen zu können. Träume von Reisen und Sprüngen (wie ein Vogel). Zähneknirschen, Kopfrollen, Aufschreien.

Verwendete Potenzen: D4, D6, D10, D12, D30, D200 und höher.

Ähnliche Mittel: Lachesis, Bryonia, Cantharis, Arsenicum, Pulsatilla, Guajacum, Ledum, Sabina, Viburnum, Urtica, Terebinthina, Acidum formicicum, Colchicum, Acidum benzoicum, Belladonna, Rhus toxicodendron.

Epeira diademata = Aranea diadema = Araneus diademus

Kreuzspinne

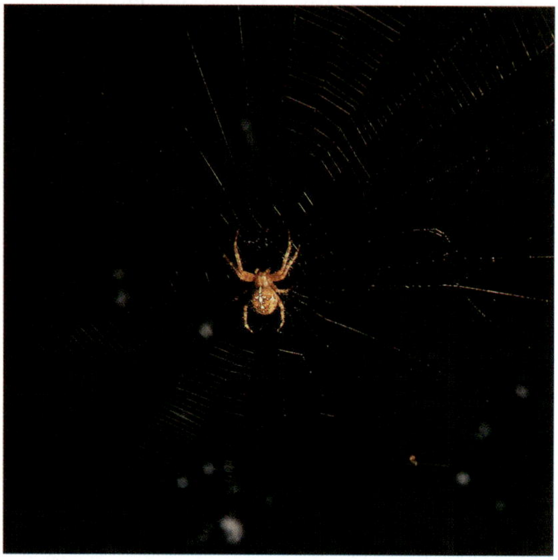

Abb. Kreuzspinne

Einordnung: Gliederfüßer / Spinnen / Webspinnen / Kreuzspinnen (Araneidae)

Kennzeichen: Radnetzspinne in Wäldern und Gärten Mitteleuropas. Der vom Kopfbrustabschnitt getrennte sackförmige Hinterleib trägt eine aus weißen Flecken zusammengesetzte Kreuzzeichnung. Das erste Paar der Mundwerkzeuge (Kieferfühler = Cheliceren) enthält eine Giftdrüse und eine Giftklaue. Das vertikal ausgespannte Netz dient dem Fangen der Beute, die durch den Biß gelähmt wird. Anschließend pumpt die Kreuzspinne Verdauungssekrete ins Innere des Beutetieres (meist ein Insekt) und saugt die verflüssigte Nahrung auf (Außenverdauung).

In der Homöopathie verwendet: Tinktur aus der ganzen Spinne.

Stoffliches: In der Körperflüssigkeit der Spinnen, insbesondere der befruchteten Weibchen, findet sich außer dem Gift der Cheliceren noch ein anderer Giftkomplex, der hämolytisch wirkt und Thrombokinase enthält. Agglutination der Erythrozyten.

Wirkungsrichtung: Periphere Nerven und Gefäße.

Indikation: *Folgen von feuchten Wohnungen und Gegenden. Hydrogenoide Konstitution.* Periodisch auftretende Neuralgien, Neuritiden, periphere Durchblutungsstörungen, Parästhesien, Arthritiden, Ischias, Arthrosen, Parkinson, Hypotonie, Kreislaufschwäche, Ostitis. Folgen von Malaria.

Arzneimittelbild:

1. Geist und Gemüt: Nervös, *unruhig,* erregt, nächtliches Umherwandern, Todesangst. Personen und Gegenstände erscheinen wie unwirklich, die Sprache wie aus weiter Ferne. *V: in geschlossenen Räumen, durch geistige Anstrengung, Wetterwechsel, naßkaltes Wetter. B: im Sonnenschein.*

2. Leib: *Periodizität aller Beschwerden, abnorme Empfindlichkeit gegen Feuchtigkeit und Kälte.* Neuralgien mit Kälteschauern *täglich zur gleichen Stunde oder mit längeren Pausen.* Von der Peripherie nach innen gehende Kopf- und Trigeminusschmerzen, Schmerzen im Genick; Schwindel. *V: Lesen und Schreiben. B: Rauchen, Bewegung an frischer Luft.* Stechende Schmerzen vom rechten zum linken Ohr ziehend, in der Ohrspeicheldrüse. Ohrensausen, Doppeltsehen. Weiß wird als Gelb gesehen. Stechende und brennende Schmerzen im Hals, Heiserkeit, Reizhusten. *Neigung zu periodischen Blutungen aus Nase, Uterus, Lunge. Atemnot und Herzklopfen.* Lanzinierende Schmerzen von der Gallenblase zum Blinddarm. Heftige Magenschmerzen, explosives Aufstoßen, Milz geschwollen, Bauch aufgetrieben. Koliken. Durchfälle wechseln mit Verstopfung, Schwere im Unterbauch, wie von einem Stein. Schwindel und Ohnmachtsneigung. Harn gelb, intensiver Ammoniakgeruch, reichlich Sedimente. *Eiseskälte der Glieder, kann selbst im Bett nicht warm werden, dadurch Einschlafstörungen. Zahnschmerzen beim Niederlegen.* Beim Erwachen Gefühl, als seien Körperteile viel zu groß. *Taubheitsgefühl in den Extremitäten, in Ring- und Zeigefingern.* Bohrende Schmerzen im Fersenbein, grabende *Knochenschmerzen.* Zucken in den Muskeln, Krämpfe und Lähmigkeit. *Gefühllosigkeit im Bein, als ob es nicht vorhanden sei.* Schlecht heilende Haut, *Schüttelfrost. Rücken eiskalt, kalter Kopf und kalte Füße. Schwäche mit dem Verlangen zu liegen. V: Geräusche.*

Verwendete Potenzen: D10 bis Hochpotenzen.

Ähnliche Mittel: Aranea ixobola, Cedron, Arsenicum, Chininum sulfuricum, China, Calcium silicicum, Natrium sulfuricum, Ranunculus, Agaricus, Rhus toxicodendron, Gnaphalium, Argentum nitricum, Baptisia, Apis, Bovista, Thuja, Chamomilla.

Asterias rubens = Asteracanthion rubens Roter Seestern

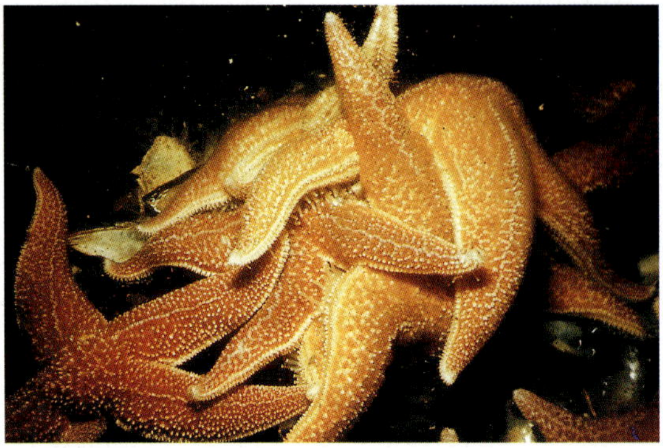

Abb. Roter Seestern

Einordnung: Stachelhäuter / Seesterne / Zangenseesterne / Gemeine Seesterne (Asteridae)

Kennzeichen: Der rötlich, braun oder violett gefärbte Seestern lebt an den Küsten der europäischen Meere (Atlantik, Nordsee, Ostsee). Die Hautoberfläche ist mit rauhen Kalkstacheln bedeckt (Name). Auf der Unterseite der 5 Arme je 2 Längsfurchen mit Saugfüßchen des Ambulacralsystems, die der Fortbewegung und der Nahrungsbeschaffung dienen. Der Seestern saugt sich an Muscheln fest, zerrt deren Schalenklappen auseinander, stülpt seinen Magen über die geöffnete Muschel und sezerniert Verdauungssekrete (Außenverdauung).

In der Homöopathie verwendet: Tinktur aus dem in 96%igen Weingeist getöteten Roten Seestern der Nordsee.

Stoffliches: Keine toxischen Wirkungen bekannt. Einige Untersuchungen lassen die Wirkung von gespeichertem Jod vermuten, andere Hinweise sprechen für die Wirkung von Wachstumshormonen (ein abgelöster Arm des Seesterns kann das gesamte restliche Tier regenerieren).

Wirkungsrichtung: ZNS und Drüsen.

Indikation: Drohende Apoplexie, Obstipation, karzinomatöse Ulzera, Mammakarzinom: „In Fällen von Brustkrebs, bei denen eine anderweitige Behandlung nicht mehr in Frage kommt, sollte man daran denken, Asterias zu versuchen." (LEESERS Lehrbuch der Homöopathie. Hrsg. Stübler, M. und Krug, E. Band 5: Tierstoffe. Heidelberg, Haug Verlag 1987.)

Arzneimittelbild:

1. Geist und Gemüt: Ruhelos, reizbar, voll Unbehagen, kann nicht untätig bleiben, verträgt keinen Widerspruch. Weinen beruhigt.

2. Leib: Gesicht gerötet, *Blutandrang zum Kopf, „wie von Stromstößen im Gehirn", mit Hitze, „als ob er umgeben wäre von heißer Luft"*, dumpfer Hinterhauptkopfschmerz. *B: durch Kaltbaden, frische Luft, Essen und kalte Getränke. V: Wärme, feuchte Kälte, Bewegung, Kaffee, bei Verstopfung und durch Lesen.* Druck in den Augen. Speichelfluß; *Achseldrüsen hart, geschwollen, knotig. Anschwellen der Brüste, schmerzhaft und heiß, wie vor den Menses, ziehende Schmerzen in den linken Arm ausstrahlend, „Gefühl in der Brust wie nach innen gezogen". V: linke Seite.* Hitzewallungen mit Herzklopfen und Angst. Schmerzen bis in die Spitze des kleinen Fingers. Schmerz unter dem Brustbein und in den Muskeln der Präkordialgegend. Große Ruhelosigkeit. Blutandrang mit Druck auf die Unterleibsorgane, als ob die Periode einsetzen wolle. Periode verspätet, *gesteigerte Libido mit Unruhe. B: durch Einsetzen der Regel.* Hartnäckige Verstopfung, erfolgloser Drang oder gußartiger Durchfall. Haut und Schleimhäute sind gereizt, Hautjucken. Ulzera mit faulem Gestank. In der Umgebung von Nase, Mund und Kinn, zwischen den Brüsten akneartige Eruptionen. Zuckungen über den ganzen Körper. Taubheitsgefühl der Hände und Füße. Unsicherer Gang.

Verwendete Potenzen: D6, D10, D30.

Ähnliche Mittel: Belladonna, Aurum, Lachesis, Sulfur, Nux vomica, Lilium tigrinum, Calcium fluoratum, Conium, Phytolacca, Arsenicum album, Condurango, Carbo vegetabilis.

Bufo vulgaris = Bufo rana = Bufo bufo Kröte

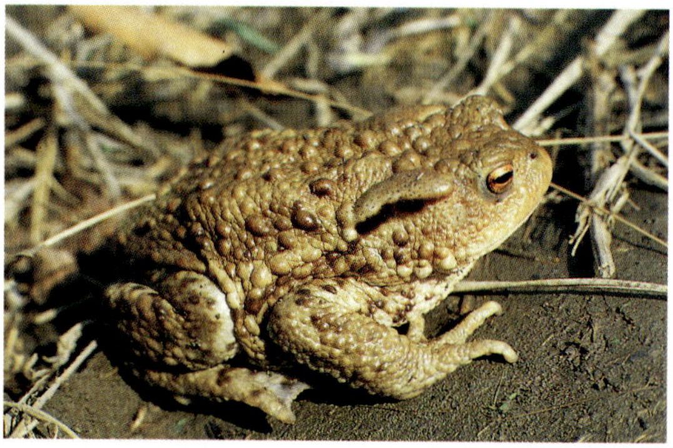

Abb. Erdkröte

Einordnung: Wirbeltiere / Amphibien (Lurche) / Froschlurche / Kröten (Bufonidae)

Kennzeichen: Im gesamten gemäßigten Eurasien beheimatet. Nächtliche Tiere, die sich am Tag in Erdlöchern usw. verkriechen; tief vergraben überdauern diese Tiere in einer Kältestarre auch den Winter. Zur Laichzeit kehren sie in Scharen an jene Wasserstellen zurück, in denen sie seinerzeit als Kaulquappen geschlüpft sind. Der Körper der Kröte ist mit warzenförmigen Drüsen besetzt, die besonders an der Oberseite hinter dem Kopf sehr dicht stehen.

In der Homöopathie verwendet: Gift der Hautdrüsen.

Stoffliches: Das Gift der Hautdrüsen enthält nervenwirksames Bufotenin, das N-Dimethyl-Derivat des Serotonins. Im Krötengift finden sich (neben Reizstoffen für Haut und Schleimhaut) Bufagine (Bufotoxin, Bufagenin), denen eine herzwirksame bzw. diuretische Komponente zugeschrieben wird. Bufotoxin findet sich auch in der Haut der sozial lebenden Krötenkaulquappen: sobald eine von ihnen einem Freßfeind zum Opfer fällt, treibt der ins Wasser freigesetzte Schreckstoff alle übrigen Krötenlarven in die Flucht.

Wirkungsrichtung: Herz, Haut, ZNS, Geschlechtsorgane.

Indikation: Folgen von geschlechtlichen Exzessen, Folgen von Schreck, Wut und Furcht. Sexualneurosen. Rückenmarksdegeneration, epileptiforme Krampfzustände, Lymphgefäßentzündungen, Karbunkel, Furunkel, Panaritien, Pemphigus, Ulzera.

Arzneimittelbild:

1. Geist und Gemüt: Unruhig, reizbar, zornig, unverständliches Reden, *stottern, albernes Benehmen, sehr empfindlich, wenn er nicht verstanden wird. Anfälle von Lachen und Weinen zugleich, Neigung zum Beißen.* Geringe Arbeitslust, traurig, besorgt wegen seiner Gesundheit. *Verlangen nach Einsamkeit, um zu masturbieren. Mangel an Selbstkontrolle,* wiegende Bewegung wie betrunken, *schwachsinnig,* geistesabwesend, Schwinden der Sinne, Konvulsionen. *Alles verschlimmert sich durch den Anblick glänzender Gegenstände, durch Musik, durch jedes kleinste Geräusch, Bewegung, Licht, warmes Zimmer, nachts, beim Erwachen,* Sonne, Hitze, schwüles Wetter. B: Wandern, Kühle.

2. Leib: Blutandrang zum Kopf, in den Augen, *„als ob heißer Dampf zum Scheitel steige“,* Benommenheit. *B: Nasenbluten, kühl Baden, kalte Luft.* Erstickender spastischer Husten um 3 oder 4 Uhr früh. *Herzklopfen mit Einschnürungsgefühl, „als ob das Herz zu groß wäre“, „als ob es im Wasser schwimme“.* Brechwürgen. V: Tabak. Menses zu früh und zu reichlich, mit Klumpen. Neigung zur Zeit der Menses, nach Koitus, nach Masturbation, bei Periodenstörungen zu *Krämpfen.* Brennen in der Gebärmutter und den Ovarien. *Übelriechende Absonderung,* Zervixgeschwüre. *Hände sind oft an den Genitalien.* Häufige Erektionen, Pollutionen. Impotenz. Blasenbildung auf den Augen, an Haut und Schleimhäuten, Blasen auf den Handflächen und Sohlen. Jucken und Brennen. *Jede Verletzung eitert leicht.* Schmerz läuft die Arme hoch (Panaritium). Neigung zu Furunkeln. *Übelriechende Ausdünstungen.* Neigung zu Blutungen und Blutveränderungen. Krampfartig ausstrahlende Schmerzen in die Beine, davon Erwachen. *Gefühl, „als ob ein Stift durch die Gelenke getrieben werde“.* Taubheitsgefühl in den Gliedern, Schwäche und Versagen der Beine. *Konvulsionen mit Zähneknirschen und Harnabgang.*

Verwendete Potenzen: D6, D8, D12, D30, D200 und höhere Potenzen.

Ähnliche Mittel: Cantharis, Argentum, Cuprum, Platin, Hyoscyamus, Stramonium, Hepar sulfuris, Rhus toxicodendron, Nux vomica, Acidum picrinicum, Kalium bromatum.

Lytta vesicatoria = Cantharis vesicatoria

Pflasterkäfer = Spanische Fliege

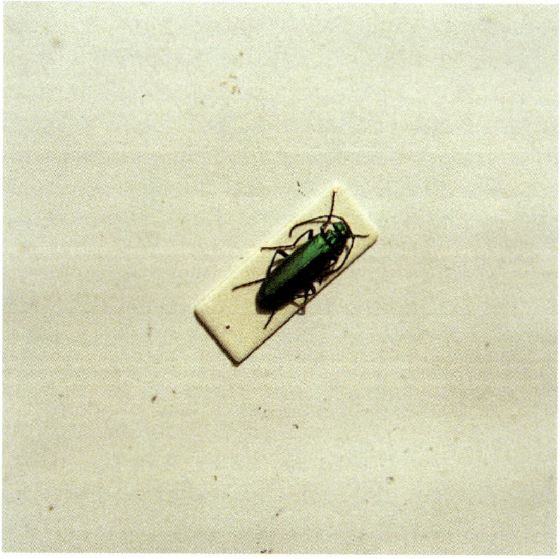

Abb. Pflasterkäfer

Einordnung: Gliederfüßer / Insekten / Käfer / Ölkäfer (Meloidae)

Kennzeichen: Diese in Mittel- und Südeuropa beheimateten, glänzend goldgrünen Käfer finden sich auf Eschen-, Holunder-, Schneeball- und Fliederblüten. Sie verraten ihre Anwesenheit durch einen starken, unangenehmen Geruch, der als Fraßschutz dient. Dieser Geruch stammt von einem Sekret, das in allen Teilen des Körpers dieser Insekten enthalten ist und dessen Ausgangssubstanz aus der Nahrung (Oleaceae, Caprifoliaceae) bezogen wird.

In der Homöopathie verwendet: getrocknete, gepulverte Käfer.

Stoffliches: Cantharidin (= Monoterpen-Dicarbonsäure). Dieser lipoidlösliche Stoff kann Zellmembranen durchdringen und mit den Kolloiden im Zytoplasma reagieren. Es wird auch eine antagonistische Wirkung auf Ascorbinsäure vermutet, die wegen ihrer Redoxfunktion die Gewebe gegen Entzündung schützt. Cantharidin wirkt hyperämisch bzw. blutungsfördernd. Pflasterkäfer wurden früher für blasentreibende Hautpflaster, als Abortivum und als Aphrodisiakum verwendet.

Wirkungsrichtung: alle Schleimhäute, ZNS, Nieren, Harnwege, Blase; Gonaden. Seröse Häute, Haut.

Indikation: Nephritis, Zystitis, Urethritis, Prostatitis, Pleuritis, Perikarditis, Dermatitis, Adnexitis, Scharlachangina, Diphtherie, ruhrartige Dysenterie. Folgen von Sonnenbrand, Verbrennungen mit Blasenbildung. Herpes zoster, vesikulöse Ekzeme. Hämorrhagische Diathese. (STAUFFER: „Wenn Nieren- und Blasenentzündung fehlen, ist Cantharis nicht angezeigt.“)

Arzneimittelbild:

1. Geist und Gemüt: *Ruhelos mit Angst,* muß sich bewegen, vergeßlich, zerstreut, unfähig, seine Gedanken zu sammeln, unzufrieden, niedergeschlagen, weinerlich, reizbar, wütend, zerreißt seine Kleider, beißt, bellt, führt obszöne Reden. Halluzinationen, *plötzlicher Bewußtseinsverlust mit rotem Gesicht. Überempfindlich durch leiseste Berührung, Spasmen durch glänzende Gegenstände und Wasser. V: Trinken von kaltem Wasser oder Kaffee, Wasserlassen.*

2. Leib: *Akute heftigste Entzündungen an Haut und Schleimhäuten mit stechenden und brennenden Schmerzen. Gegenstände erscheinen gelb; Blutungsneigung und Krampfneigung.* Gesicht heiß, rot und gedunsen, pulsierender Kopfschmerz. *Augen brennen und tränen. Zusammenschnüren im Hals durch leiseste Berührung, Heiserkeit und Schluckbeschwerden. Kehle „wie rohes Fleisch". Großer Durst. V: durch Trinken.* Krampfhafter trockener bellender Husten, zäher ätzender Schleim, Stechen in der Brust (auf der Seite des Ergusses). *Zunge belegt, mit Bläschen bedeckt,* rotem Rand. Erbrechen von zähem Schleim und Blut. *Brennen in Mund, Speiseröhre und Magen,* „Gefühl, als wäre der Magen zusammengeschraubt". *V: Kaffee, der Blasenkrämpfe hervorruft.* Koliken. Schleimigblutige, *ruhrartige Durchfälle,* „wie Abgeschabtes aus den Eingeweiden". B: Zusammenkrümmen. Brennen im After, Tenesmen. Schaudern nach dem Stuhlgang. *Nierengegend berührungsempfindlich, spärlicher Abgang von Urin, tropfenweise, schleimig, trüb, wolkig, blutig. Vor- und nachher brennende Schmerzen. Dauernder Harndrang, auch Harnverhaltung.* Kinder zupfen an den Genitalien. *Heftiger Geschlechtstrieb, den Schlaf raubend, häufige Erektionen.* Blutiges Sperma, eitriger, blutiger Fluor aus Urethra und Vagina. *Schwellung und Reizung der Vulva,* dunkle verstärkte scharfe Regel. Abortusneigung. *Haut juckt und brennt wie Feuer. Blasenbildung.* Sohlen brennen. Fieberschauer und Frösteln, „als ob Wasser über den Patienten gegossen werde".

Verwendete Potenzen: D6, D12, D30, D200.

Ähnliche Mittel: Apis, Cannabis indica, Causticum, Coccus cacti, Sarsaparilla, Capsicum, Phytolacca, Mercurius corrosivus, Arsenicum, Veratrum, Hyoscyamus, Stramonium, Hydrophobinum, Sulfur, Colocynthis, Mezereum.

Equus equus Pferd

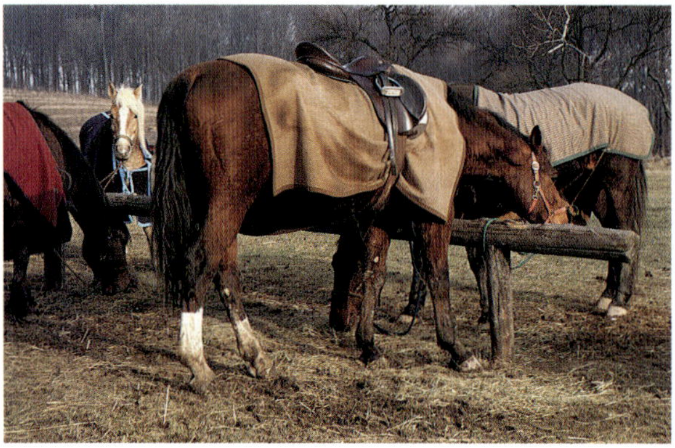

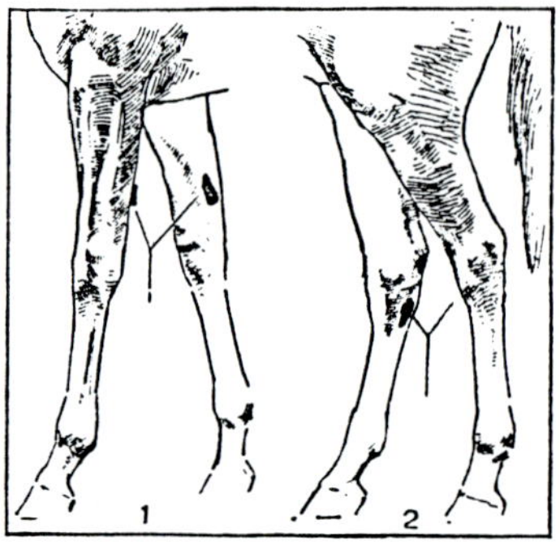

Hornwarze am Pferdelauf;
1 Vorder=, 2 Hinterlauf.

Abb. a) Pferd mit Drüsen („Kastanien") / b) Hornwarzen am Pferdelauf

Einordnung: Wirbeltiere / Säugetiere / Unpaarzeher / Pferde (Equinae).

Kennzeichen: Es handelt sich um die nahe den Sprunggelenken gelegenen hornigen Knoten an der Innenseite der Vorder- und Hinterbeine des Pferdes. Bei neugeborenen Fohlen (Füllen) sondern diese, als „Kastanien" bezeichneten Schwielen noch ein Duftsekret ab. Das deutet auf den drüsigen Ursprung dieser Gebilde hin – ähnlich denen bei Hirschen und Rehen und auch mit ähnlicher Aufgabe im arterhaltenden Funktionsbereich (Abgabe von Pheromonen). Nicht mehr in freier Wildbahn lebende Pferde zeigen diese Kastanien stark degeneriert – dennoch werden auch hier noch geringe Mengen von Duftstoffen produziert.

In der Homöopathie verwendet: Verreibung der spröden, blättrigen Substanz der „Kastanien".

Stoffliches: Bisher keine exakten Angaben. Den flüchtigen Komponenten (Terpenoide?) wird eine Schwindel und Kopfschmerz erregende Wirkung zugeschrieben. Bedeutsamer ist aber die Wirkung der nicht flüchtigen Substanzen (Steroide).

Wirkungsrichtung: Haut, Brustwarzen, Bewegungsapparat.

Indikation: Bei rissigen und ulzerierten Brustwarzen, Mastitis. Bei Kokzygodynie in D4.

Arzneimittelbild:

1. Geist und Gemüt: wenig geprüftes Mittel.

2. Leib: Vorwiegend in der rechten Brust *anfallsweises heftiges inneres Zucken, Anschwellen der Brustdrüsen.* V: Treppabgehen. Rissige, wunde, ulzerierte, extrem empfindliche Brustwarzen. Der Hof ist im weiten Umkreis gerötet. *Jucken zum Rasendwerden.* Kratzen und Reiben erleichtert, doch die Haut wird noch rauher. Das Jucken erstreckt sich bis zur Schulter. Rissige Hände, brüchige Nägel. Warzen auf Stirne und Brust. *Schmerzen im Steißbein und Schienbein* (vorwiegend rechts).

Verwendete Potenzen: D3, D6, D12.

Ähnliche Mittel: Graphites.

Dactylopius coccus — Cochenille-Laus

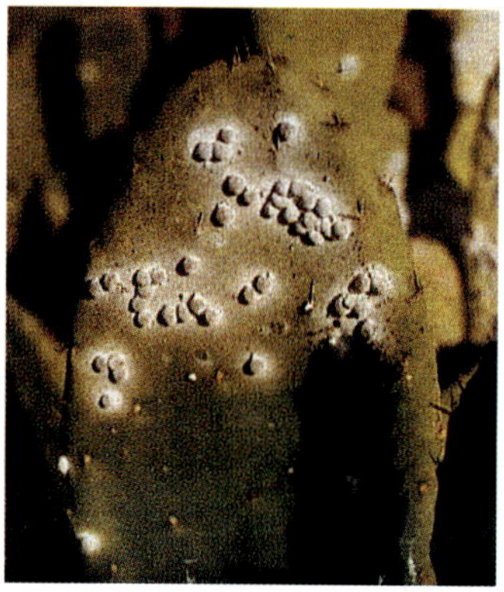

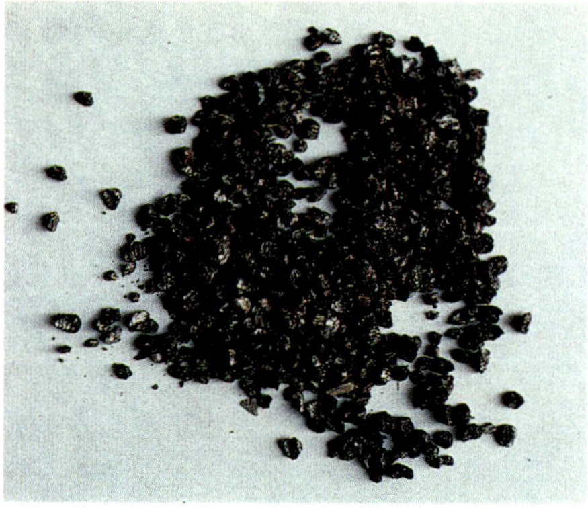

Abb. a) Cochenille-Läuse auf Opuntien / b) getrocknete Cochenille-Läuse

Einordnung: Gliederfüßer / Insekten / Gleichflügler / Schildläuse (Coccidae)

Kennzeichen: Die Tiere leben parasitisch auf verschiedenen Kakteen. Ursprüngliche Heimat: Mexiko bis Peru; später auch in anderen tropischen und subtropischen Ländern zwecks Gewinnung des roten Farbstoffs (Karminsäure) kultiviert. Die weiblichen Tiere scheiden eine schildförmige Wachsschicht zum Schutz der abgesetzten Eier aus.

In der Homöopathie verwendet: ganzes weibliches Tier, getrocknet.

Stoffliches: Die Karminsäure ist ein Anthrachinonderivat; es wird eine Reizwirkung auf die Schleimhäute angenommen. Chinone sind unschwer zu Phenolen zu reduzieren und fungieren so als Wasserstoffakzeptoren; der Prozeß ist jedoch reversibel. Die beiden Zustandsformen haben verschiedenes Redoxpotential und können in den Stoffwechsel eingreifen; da bei höheren Tieren die entsprechenden Enzympartner fehlen, stören zugeführte Chinone die Redoxsysteme. Das führt zur Durchlässigkeit der Kapillaren und macht die Wirkung auf die Schleimhäute verständlich. Eine andere Wirkung geht vom ausgeschiedenen Wachs (Coccerin) aus, das als alkoholische Komponente einen Ketonalkohol enthält (der stark oberflächenaktiv ist und für die spasmodischen Wirkungen auf die Atemwege mitverantwortlich sein könnte).

Wirkungsrichtung: Schleimhäute (besonders Bronchien), Nieren.

Indikation: Keuchhusten, Bronchitis, Bronchialasthma. Cystopyelitis, Steinleiden. Harnsaure Diathese.

Arzneimittelbild:

1. Geist und Gemüt: Düstere Stimmung wechselt mit Heiterkeit. *Niedergeschlagenheit frühmorgens oder nachmittags, nach Schlaf und Anstrengung.*

2. Leib: Dumpfer und schwerer Kopfschmerz, verschlimmert durch Rükkenlage, besser bei hochliegendem Kopf. Stechende drückende Schmerzen im Gesicht, abends und in Bettwärme. *Fremdkörpergefühl im oberen Teil des Auges.* Ohrensausen, Zahnschmerz. V: Berührung und Kälte. Zusammenschnürungsgefühl im Hals, *„Gefühl wie von einem Haar oder Faden im Hals". Kitzel im Kehlkopf ruft Husten hervor, bis zum Erbrechen von dickem, zähem, fadenziehendem Schleim, der schwer abzuhusten ist, periodisch wiederkehrende Anfälle. V: im warmen Zimmer, im Bett, morgens, um Mitternacht, durch Zähneputzen, durch Wärme, Bewegung und Anstrengung. B: durch Trinken oder Gurgeln mit kaltem Wasser, in frischer Luft, in Ruhe, nach Schleimauswurf. Atemnot.* Metallischer Geschmack im Mund, Speichelfluß. *Beengungsgefühl auf der Brust. V: Kleiderdruck;* stechende Schmerzen unter dem linken Schulterblatt. Druck wie von einem Stein im Magen. Blähungskoliken. Dumpfer Druck in der Nierengegend, Kältegefühl im Rücken. *Stechende, brennende, kolikartige Schmerzen in Nieren und Blase, in die Schenkel ausstrahlend. Häufiger Harndrang, Tenesmus. Harn dunkel, trüb, sauer, schleimig, blutig mit ziegelmehlartigem Satz.* Schmerzen beim Harnlassen, vorher und nachher. Schleim im Urin von der entzündeten Urethra und Vulva. *Blutungsneigung.* Profuse, dicke, dunkle, klumpige Menses, abends und nachts fließend. Hautjucken.

Verwendete Potenzen: D4.

Ähnliche Mittel: Cantharis, Solidago, Berberis, Lycopodium, Kalium bichromicum, Kalium muriaticum, Badiaga, Corallium, Rubia tinctorum, Chimaphila, Ipecacuanha, Causticum, Cactus, Hepar sulfuris.

Corallium rubrum Edelkoralle

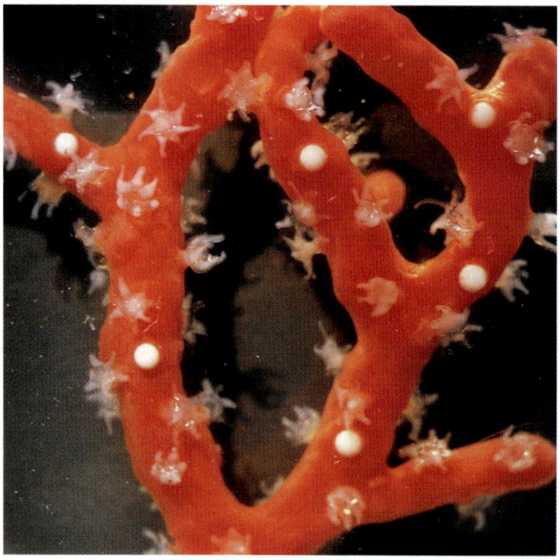

Abb. Edelkoralle, Kalkgerüst mit Polypen

Einordnung: Hohltiere / Korallen (Blumentiere) / Achtstrahler / Edelkorallen (Corallidae)

Kennzeichen: Bäumchenartig verzweigte, ca. 30 cm lange, rot bis rötliche Kalkskelette mit zahlreichen weißen Polypen. Jeder Polyp besitzt acht radiär angeordnete gefiederte Fangarme. Die Polypen stehen mittels eines inneren Röhrensystems in Verbindung. Korallenbäumchen entstehen durch Knospung (ungeschlechtliche Vermehrung). In Tiefen bis zu 300 m auf felsigem Boden an (noch) sauberen Küsten des Mittelmeeres.

In der Homöopathie verwendet: Verriebenes Kalkgerüst.

Stoffliches: Das Kalkskelett aus Kalziumkarbonat gliedert sich in eine Mark- und Rindenschicht mit geringem Gehalt an Iod und Phosphor. Die chemische Zusammensetzung des roten Farbstoffs ist noch nicht gesichert (wahrscheinlich ein Alizarinderivat); er läßt sich durch Sieden in ätherischen Ölen ausziehen.

Wirkungsrichtung: Schleimhäute des Respirationstrakts (besonders Bronchien und Nasen-Rachenraum).

Indikation: Keuchhusten, Grippehusten, Reizhusten. Husten, der nach grippalen Infekten und Keuchhusten noch weiter bestehen bleibt. Spastische Bronchitis, Asthma. Luftröhren- und Kehlkopfkatarrh, Sinusitis, chronischer Schnupfen bei Adenoiden. Psoriasis. Präputialgeschwüre.

Arzneimittelbild:

1. Geist und Gemüt: Empfindlich gegen schmerzhafte Eindrücke, ärgerlich, verdrießlich, erschöpft.

2. Leib: Blutandrang zum Kopf, „zum Zerspringen", Vergrößerungsgefühl. Schmerzen in Stirn, Schläfen, Wangen und Augen. V: durch Bücken, Bewegen der Augäpfel, Entblößen des Körpers. Augen heiß, schmerzhaft, als ob Sand im Auge sei. *Nase verstopft, ulzeriert, eitrig. Nase und Rachen trocken. Einatmen kalter Luft verschlimmert.* Geruchsempfindungen von Rauch und Zwiebeln. *Nasenbluten.* Stockschnupfen geht in Fließschnupfen über, fleckenbildend. *Schleim tropft durch den Nasen-Rachenraum hinunter. Räusperzwang. Beim tiefen Einatmen Gefühl von Eiseskälte der Luft, die durch die Luftwege streicht. B: Unter der Bettdecke. Erstickender krampfhafter Husten, kurz und bellend. Anfälle setzen jäh ein, folgen rasch aufeinander, daß sie fast ineinander übergehen. „Schnellfeuerhusten", mit Erstickungsgefühl, Atemnot, Luftschnappen. Beschwerlicher Auswurf von zähem Schleim. V: nach Mitternacht. Nervöser Husten.* Großer Durst. Schwäche- und Ermüdungsgefühl im Knie- und Fußgelenk, ziehender Schmerz im Schienbein. *Purpurrote, später kupferrote Flecken an Händen und Füßen. An Eichel und innerer Fläche der Vorhaut eitrige, übelriechende Ulzera, mit Rötung, Schwellung und Berührungsempfindlichkeit.* Chronische Lymphdrüsenschwellung (submaxillar). Schlaflosigkeit bis Mitternacht bei großer Tagesschläfrigkeit. Aufschrecken durch ängstigende Träume.

Verwendete Potenzen: D4, D6, D12 und höher.

Ähnliche Mittel: Aralia racemosa, Kalium iodatum, Cistus, Coccus cacti, Kalium bichromicum, Badiaga, Silicea, Spongia, Belladonna, Cuprum, Drosera, Ipecacuanha, Mephitis, Rumex, Bromum, Hepar sulfuris, Hydrastis, Bryonia, Pertussis.

Crotalus horridus

Klapperschlange

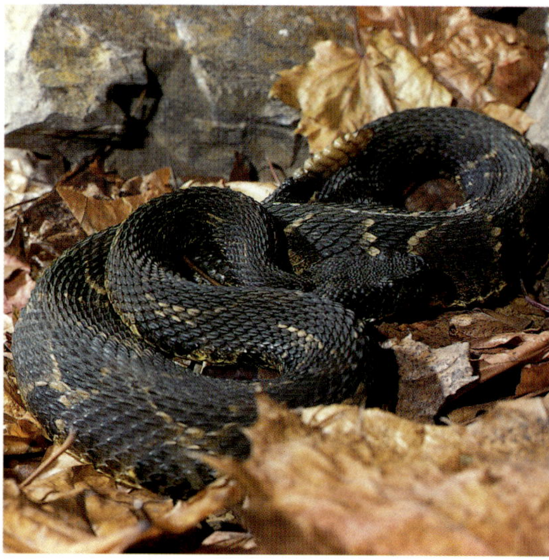

Abb. Klapperschlange

Einordnung: Wirbeltiere / Reptilien (Kriechtiere) / Schlangen / Gruben- (Loch)-Ottern (Crotalidae)

Kennzeichen: Nordamerikanische röhrenzähnige Giftschlange, Körperlänge bis 1,5 m. Am Schwanz eingetrocknete ineinandersteckende Hornringe (Häutungsreste), die bei Bewegung klappernd aneinanderstoßen.

In der Homöopathie verwendet: Sekret der Oberkieferdrüsensäcke – sie sind einerseits Kampfgifte, andererseits dienen sie der Verdauung tierischer Gewebe.

Stoffliches: Giftige Proteine (z. B. Crotactin). Fermente: Koagulase, Phospholipase A (sie inaktiviert Dehydrasen des Zellstoffwechsels bei der Endoxidation im Zitronensäurezyklus). Das Gift der Klapperschlange ist ein schweres Kapillargift mit hämolytischer Komponente.

Wirkungsrichtung: Kapillaren und Vasomotorenzentrum.

Indikation: Septische Prozesse mit hohem Fieber und Herzschwäche. Hämorrhagische Diathese; Thrombosen, Apoplexie, Myodegeneratio, Myokarditis, Cholezystitis, Pankreatitis, hämolytischer Ikterus, Metrorrhagie in den Wechseljahren, Karbunkel, Gangrän, Psychosen; Gedächtnisschwäche und Lähmung nach Schlaganfall. Folgen von Infektionskrankheiten.

Arzneimittelbild:

1. Geist und Gemüt: Nervös, reizbar, ungeduldig, geschwätzig, ekstatisch, *zittrig*. Ängstlich, weinerlich, möchte fliehen, niedergeschlagen, *auffallend schlechtes Gedächtnis, murmeln, Sprachstörungen,* getrübte Wahrnehmung, Wahnideen; apathisch, *hochgradig erschöpft. Nachts schläfrig, kann nicht schlafen, schläft sich in die Verschlimmerung hinein. Erstikkungsgefühl beim Aufwachen. Schlafsucht am Tag.*

2. Leib: *Rasches Sinken aller Kräfte. Konvulsionen. Diffuse Blutungen aus allen Organen, flüssig, dunkel, passiv. Mangelhafte Blutgerinnung.* Gesicht gelb, blaß, gedunsen. Ikterische Verfärbung der Skleren, erweiterte Pupillen, Augen lichtempfindlich, brennend und tränend. *Kopfschmerz dumpf,* klopfend, wellenförmige Schmerzen steigen vom Nacken ins (rechte) Auge. *Schwindel, Zittern und Schwäche.* Geht auf Zehenspitzen, um Erschütterung zu vermeiden. Krampf der Kopfhaut mit Sträuben der Haare. Nasenbluten. Zahnschmerzen, Wackeln der Zähne, Knirschen; herabhängender Kiefer, übler Mundgeruch. Zunge feurig rot, wie poliert, in der Mitte trocken, schwer zu bewegen. Stimme heiser und schwach, *Kehlkopf berührungsempfindlich, kann nichts Festes hinunterschlucken. Brennender Durst.* Verlangen nach Stimulantien. *Leib aufgetrieben,* Leber schmerzhaft vergrößert. *V: Rechts-Liegen. Unverträglichkeit von Druck.* Erbrechen von Galle und Blut. Gefühl des Zitterns am Herzen, *Verschlimmerung durch Links-Liegen,* mit Schwäche, großer Erschöpfung, Kollaps. Unwillkürliche Stuhlentleerung, Koliken. Stuhl: schwarz, dünn, wie Kaffeesatz, stinkend. Verstopfung. Urin dunkel, gelb-grün, blutig, albuminös, Zylinder. Schmerzhaftes Ziehen in den Uterusbändern, als ob der Uterus herausfallen wolle. Rückenschmerzen. Ausschläge nach Impfungen, Haut unheilsam, eiternd; *Blutergüsse aus dem Kapillarnetz der Haut, Wunden mit blauschwarzen Rändern,* Bläschenbildung. Wassersüchtige Anschwellungen, stinkende Sekrete. Wechselfieber. Lähmungserscheinungen, tiefsitzende Schmerzen in den Beinen. *V: Strecken und Stehen. Warmwetter, Nässe, Feuchtigkeit, Frühling, Erschütterung, Wechsel von kalt zu warm. Beim Aufwachen, abends; periodische Wiederkehr der Beschwerden, vorwiegend rechts.*

Verwendete Potenzen: D10, D12, D15, D30, D200.

Ähnliche Mittel: Echinacea, Lachesis, Secale, Acidum sulfuricum, Vipera, Tarantula, Acidum nitricum, Pyrogenium, Naja, Elaps, Arnica, Phosphorus, Carbo, Arsenicum, Veratrum, China, Chininum arsenicosum, Kreosotum.

Micrurus corallinus, Elaps corallinus

Korallenotter, Korallennatter

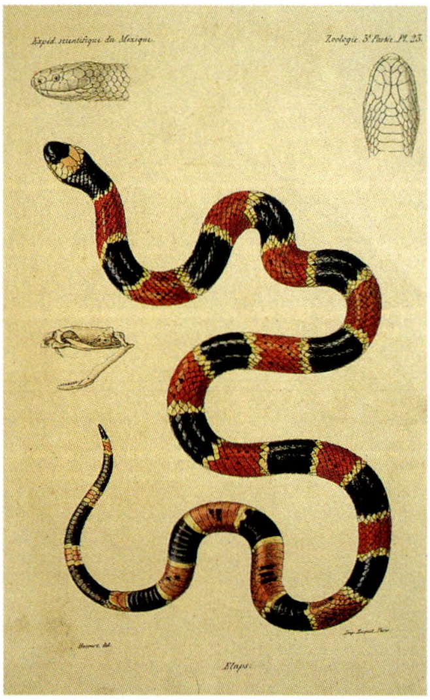

Abb. Korallenotter

Einordnung: Wirbeltiere / Reptilien (Kriechtiere) / Schlangen / Giftnattern (Elapidae)

Kennzeichen: Die Korallenotter hat zwei kleine, gefurchte, im vorderen Oberkiefer fest verankerte Fangzähne in der Nähe der Giftdrüsenmündungen. Von ähnlich gefärbten Schlangen unterscheidet sich diese in Südamerika beheimatete Schlange dadurch, daß rot und gelb gefärbte Hornschuppenringe stets benachbart liegen und nicht durch einen anderen Farbring getrennt werden.

In der Homöopathie verwendet: Sekret der Giftdrüsen.

Stoffliches: Die Gifte der Elapiden sind vorwiegend neurotoxisch – also eher Kampfgifte, durch die die Beute gelähmt oder getötet wird (im Unterschied zu den Vipern und Crotaliden, deren Sekrete einen wesentlich höheren Anteil an Verdauungsenzymen enthalten).

Wirkungsrichtung: ZNS, Vasomotoren; neuromuskulär. Sinnesorgane, Schleimhäute. Nur wenige geprüfte Angaben.

Indikation: Rhinitis atrophicans, chronischer Schnupfen, Rhino-Pharyngitis, Ozaena, Ösophagusspasmen, Lymphdrüsenentzündung, -eiterung, Otitis purulenta, LEESER (Lehrbuch der Homöopathie, Band 5, 1987): „Bisher haben sich das Fehlen sicherer Hinweise und der seltene Gebrauch wechselseitig bedingt.“

Arzneimittelbild:

1. Geist und Gemüt: Ängstlich, niedergeschlagen, Verlangen nach Stille, doch Scheu vor dem Alleinsein. Angst, es könnte ihm etwas zustoßen. Geist nicht aufnahmefähig, versteht das Gehörte nicht. Tagträume, nachts erregte Träume.

2. Leib: Heftiger Kopfschmerz mit Hitze, von der Stirn zum Hinterkopf ausstrahlend, Kopfschmerz vom linken zum rechten Auge. *V: morgens.* Schwindel mit Neigung nach vorne zu fallen. Lichtempfindlich, blind für Minuten. *Passive Blutungen aus allen Körperöffnungen, schwarz, fadenhältig.* Jucken und Knacken im Ohr, Taubheit, hartes, schwarzes Ohrschmalz, gelbgrüne Absonderung. Jucken. Chronische Nasen-Rachenkatarrhe, stinkende, gelbgrüne, auch gerinnselhältige Absonderungen. Verstopfte Nase. *V: Luftzug.* Blutgeschmack im Mund, fauliger Atem, Krusten im Hals. Trockener, anfallsartiger Husten mit Auswurf von schwarzen Klumpen. Herzklopfen mit Angst. V: Liegen auf der rechten Seite. Stechen in der rechten Lungenspitze, *Spasmen in den inneren Organen, wie Speiseröhre, Magen, Darm, Lunge, Blase. V: Kälte, kaltes Trinken. Gefühl von eisiger Kälte in Magen und Brust. Gurgelndes Geräusch beim Passieren von Flüssigkeiten.* Erbrechen. Brennender Durst, Heißhunger mit Kopfweh. Koliken im gesamten Dickdarm, schaumige, blutige Durchfälle, geschwollene Leistendrüsen. Regel zu früh, zu stark, mit schwarzem Blut und fadenförmigen Gerinnseln. Zwischenblutung. *V: rechts. Glieder kalt, kalter Schweiß. Wechsel zwischen Frieren und Hitzewallungen.* Neigung zu infektiösen und septischen Zuständen mit Fieber. Haut unheilsam, Bläschen, Furunkel, Schwellung und Zyanose.

Verwendete Potenzen: D6, D12, D15, D30, D200.

Ähnliche Mittel: Carbo animalis, Carbo vegetabilis, Kreosotum, Arsenicum, Lachesis, Crotalus horridus, Acidum sulfuricum, Asa foetida, Aurum, Alumina, Kalium bichromicum, Pyrogenium, Magnesium phosphoricum.

Formica rufa Rote Waldameise

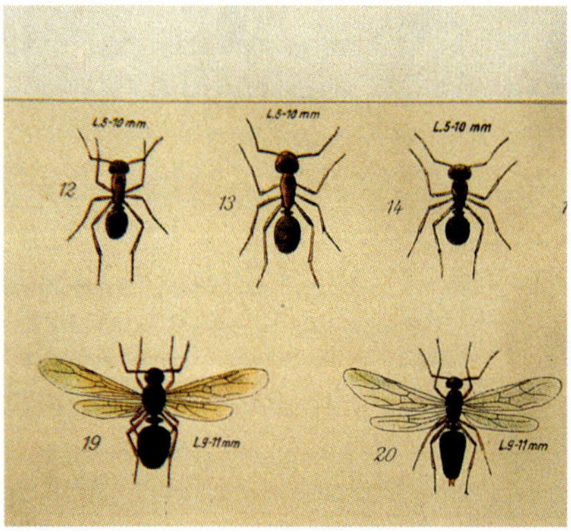

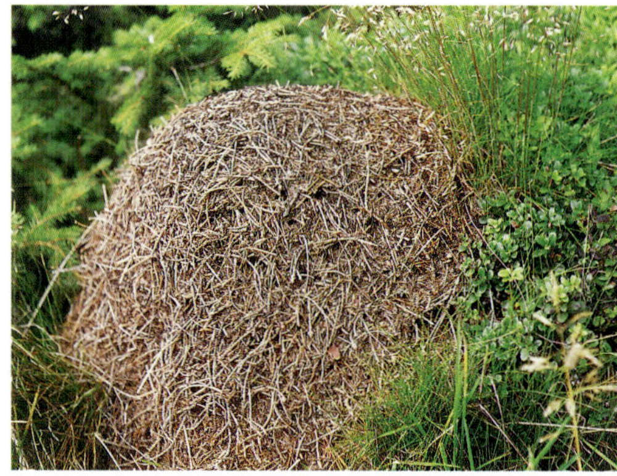

Abb. a) Rote Waldameise (obere Reihe: Arbeiterinnen, untere Reihe: Weibchen, Männchen) / b) Ameisenhaufen aus Nadelstreu

Einordnung: Gliederfüßer / Insekten / Hautflügler / Ameisen (Formicidae)

Kennzeichen: Die Rote Waldameise lebt in Sozialverbänden, die bis 80 Jahre alt werden und nahezu 1 Million Tiere umfassen können. Die Mehrzahl der Tiere sind ungeflügelte, 5–8 mm lange *„Arbeiterinnen"* (= nicht voll entwickelte Weibchen). Ihnen obliegen Brutpflege, Nestbau und Nahrungssuche. Die Nahrung besteht aus pflanzlichen und tierischen Bestandteilen. Ameisen orientieren sich an ihrer eigenen Duftspur. Bei Angriff wehren sich die Tiere, indem sie mit den Kiefern Wunden beißen und aus einer Giftdrüse am Hinterleib einen feinen Giftstrahl in die Bißwunde spritzen. In einem Ameisenhaufen gibt es außer den Arbeiterinnen noch mehrere *Weibchen* (Königinnen) und zur Fortpflanzungszeit auch geflügelte *Männchen.* Die Weibchen werfen nach der Kopulation die Flügel ab, die Männchen sterben.

In der Homöopathie verwendet: Gift der Giftdrüsen.

Stoffliches: Das Drüsensekret enthält Ameisensäure und andere organische Stoffe (derzeit noch nicht ausreichend von der Ameisensäurewirkung unterschieden).

Wirkungsrichtung: allgemeines Umstimmungsmittel bei allergischen Reaktionslagen. Haut, Nerven, Gelenke, Magen, Darm, Lunge.

Indikation: arthritisch-rheumatische Diathese. Erkrankungen des Bewegungsapparates: Muskeln, Sehnen, periphere Nerven. Aponeurosen, Allergien, Heufieber, Bronchialasthma, chronisches Ekzem, Psoriasis, chronische Albuminurie.

Arzneimittelbild:

1. Geist und Gemüt: *schwach, matt, erschöpft. Wechsel zwischen Heiterkeit und gesteigerter Arbeitslust und Niedergeschlagenheit.* Kummervoll, deprimiert, verweilt bei längst vergangenen Unannehmlichkeiten, fürchtet, ein Unglück stünde bevor. Gedächtnisschwäche. V: abends.

2. Leib: *Reizung der Haut und der Schleimhäute.* Drückende Kopfschmerzen, *„Gefühl, als ob eine Blase in der Stirn geplatzt sei"*, in den Hinterkopf ausstrahlend. *Auffallende Gedächtnisschwäche,* Gedankenverwirrung, Schwindel und Übelkeit. *Häufiges Gähnen und Strecken,* Arbeitsunlust. Nase verstopft, trocken, Nasenpolypen; im Rachen Schleimabsonderung. Stechende Schmerzen in Augen und Ohren, Ohrgeräusche, Schwerhörigkeit und Taubheit. Hals rauh, Heiserkeit und *Husten. V: nachts und bei Bewegung, Verlangen nach frischer Luft. Atemnot.* Asthmaartige Zustände, Stechen in der Brust. Zahnfleisch entzündet, Schlucken erschwert, Stechen in den Verdauungsorganen; saures Aufstoßen, Übelkeit, Erbrechen. Durst. Blähungen mit Kollern im Darm. B: Abgehen von Winden. *Plötzliche, stinkende Durchfälle. V: morgens, nach den Mahlzeiten, feuchte Kälte. B: Wärme. Zittern und Frösteln.* Drückende Schmerzen in den Harnorganen und im Darm. Häufiger Harndrang und Tenesmus. *Urin stinkend, blutig, eiweißhaltig und reich an Uraten.* Abwärtspressen in der Gebärmutter, schwache Regel. In den Gliedern Wechsel zwischen Kraft und auffallender Muskelschwäche, besonders der Beine. Plötzlich auftretende Muskel- und Gelenksschmerzen. *Bewegungsdrang trotz Bewegungsverschlimmerung.* Wie gelähmt. Druckempfindlichkeit an den Nervenaustrittsstellen. *Rheumatoide Schmerzen in allen Teilen des Bewegungsapparates mit großer Unruhe. Beschwerden wandern von rechts nach links und verschwinden umgekehrt. Sie werden durch Kälte, Kalt-Baden und Nässe, vor Schneefall, vom Sitzen zum Aufstehen und nachts verschlimmert, durch Druck und Reiben, nach Mitternacht gebessert.* An wechselnden Stellen Jucken und Brennen der Haut. Haarausfall. Scharfe Ausdünstung, besonders in den Schenkelbeugen. Reichlich Schweiß.

Verwendete Potenzen: D4, D6, D12, D15, D30.

Ähnliche Mittel: Acidum benzoicum, Phytolacca, Colchicum, Acidum nitricum, Thuja, Calcium carbonicum, Dulcamara, Causticum, Terebinthina, Cantharis, Aranea.

Heloderma sp. Krustenechse

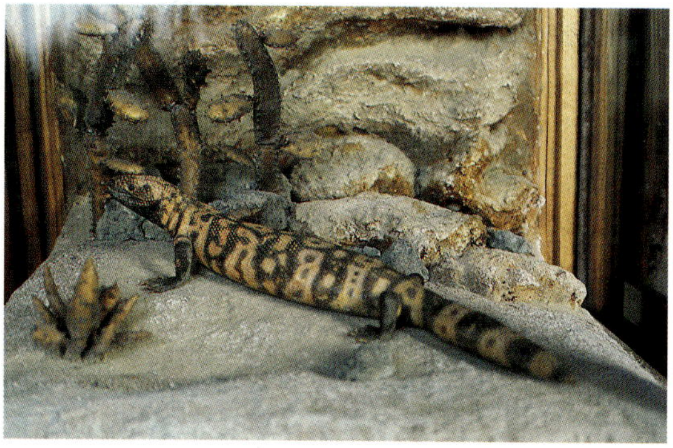

Abb. Krustenechse

Einordnung: Wirbeltiere / Echsen / Eidechsen / Krustenechsen (Helodermidae)

Kennzeichen: Die beiden giftigen Krustenechsen *Heloderma horridum* (Riesen-Krustenechse; Heimat: Wüsten von Mexiko und Arizona) und *Heloderma suspectum* (Gila-Krustenechse; Heimat Arizona und Neumexiko) sehen einander sehr ähnlich. Die etwa 0,75 m lange Gila-Krustenechse hat meist rötliche, die etwas größere Riesen-Krustenechse mehr gelbliche Flecken.

In der Homöopathie verwendet: Gift der Unterkieferdrüsen von Heloderma horridum (laut MEZGER (Gesichtete Arzneimittellehre 1964) jedoch jenes von Heloderma suspectum).

Stoffliches: Das durch die gefurchten, gekrümmten Giftzähne in die Bißwunde entleerte Sekret erzeugt heftige Schmerzen in der gelähmten Körperregion; allerdings werden Menschen selten von diesen Echsen gebissen. Bei Alkoholikern wirkt sich der Biß stärker aus als bei anderen Personen. Das Mittel ist wenig geprüft und wird daher selten angewendet.

Wirkungsrichtung: Periphere motorische Neurone, Rückenmark.

Indikation: Zerebrospinalmeningitis, Paralysis agitans, Neuralgien, Neuritiden, Parästhesien. Kreislaufstörungen mit Kollaps. Multiple Sklerose.

Arzneimittelbild:

1. Geist und Gemüt: Aufgeschreckt, *unfähig zu denken,* abgeneigt gegen jede Tätigkeit, erinnert sich nicht, wie selbst einfache Worte geschrieben werden. *Sprachstörungen.* Depressionen.

2. Leib: *Heftige, zum Teil blitzartige Schmerzen über den ganzen Körper, auch gelähmte Teile schmerzen.* V: nachts, aus dem Schlaf heraus. Gefühl, nach rechts zu fallen. *Unfähig, sich im Gleichgewicht zu halten,* Schwindel. *Empfindung eines kalten Reifens um den Kopf, Gefühl von innerlicher und äußerlicher arktischer Kälte.* Blutandrang zu den Augen, schwere Augenlider. Schmerzen ziehen vom rechten Ohr über den Hinterkopf zum linken Ohr. Ohrklingen. *Gefühl wie von Eisnadeln und Ameisenlaufen über das Gesicht, Starre in den Gesichtsmuskeln.* Krusten in Ohren und Nase, erschwertes Schlucken, Zunge trocken, geschwollen, wie gelähmt, empfindlich. Kalter Atem. *Kreislaufkollaps mit kaltem Schweiß und blauen Händen. Erwachen nachts durch ein Gefühl der Kälte.* Herzschlag wird im ganzen Körper verspürt. Brennschmerz entlang des Rückgrats. *Taubheitsgefühl und Ameisenlaufen in Armen und Händen. „Gehen wie auf einem Schwamm“.* Schwankender Gang. Beim Gehen Heben der Füße höher als üblich, dann hartes Aufsetzen des Absatzes. *Zittern. Füße brennen,* streckt sie aus dem Bett. Lähmungsartige Schwäche der Glieder. *Schmerzen werden durch Strecken gebessert.* Unternormale Körpertemperatur, *Gefühl innerer Kälte* bei Fieber. Kalter, klebriger Schweiß. Häufiger Harndrang, unterbrochener Strahl. Urin übelriechend.

Verwendete Potenz: D12.

Ähnliche Mittel: Acidum oxalicum, Argentum, Veratrum, Camphora, Aranea, Agaricus, Arsenicum, Alumina, Zincum, Manganum, Mercur, Gelsemium, Acidum hydrocyanicum, Carbo vegetabilis.

Hirudo medicinalis — Deutscher Medizinischer Blutegel
Hirudo officinalis — Ungarischer Medizinischer Blutegel

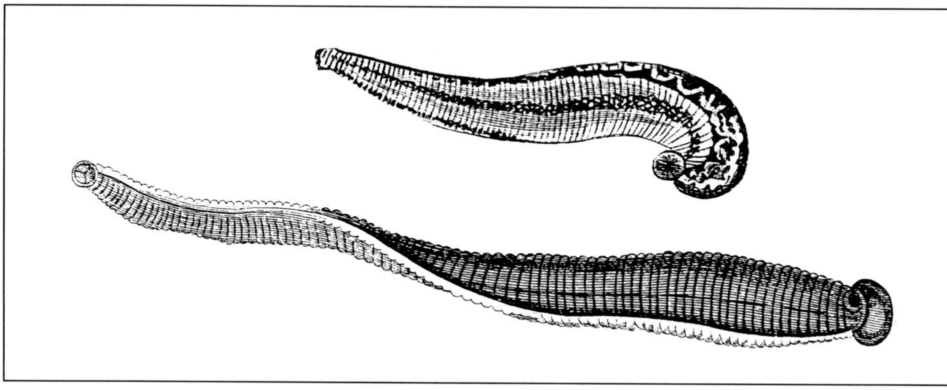

Abb. Medizinischer Blutegel in zwei Phasen der Bewegung

Einordnung: Ringelwürmer (Gliederwürmer) / Gürtelwürmer / Blutegel / Kieferegel (Gnathobdellidae)

Kennzeichen: Der 10–20 cm lange, ein wenig abgeflachte Wurm lebt in eutrophen, stehenden Gewässern. Er kann entweder durch wellenartige Bewegungen schwimmen oder sich mit Hilfe der am vorderen und hinteren Ende befindlichen Saugnäpfe spannerraupenartig fortbewegen. Im Mundsaugnapf sitzen drei gezähnte, halbrunde Kieferplatten, mit denen sich der Egel in die Haut eines Tieres oder eines Menschen schneidet. Er läßt seinen gerinnungshemmenden Speichel in die Wunde fließen und nimmt oft das Vier- bis Fünffache seines Körpergewichts an Blut auf. Dies wird durch zahlreiche Darmtaschen ermöglicht, die ebenso dehnbar sind wie sein Hautmuskelschlauch. Erwachsene Blutegel können mehr als ein Jahr fasten. Blutegel sind Zwitter.

In der Homöopathie verwendet: mazerierter Kopfteil des nüchternen, getöteten Ungarischen Blutegels Hirudo officinalis.

Stoffliches: Hirudin im Speicheldrüsensekret mit gerinnungshemmender Wirkung.

Wirkungsrichtung: Blutgerinnung.

Indikation: Blutungsneigung, Petechien, Sugillationen, Thrombophlebitis, Abszesse. Bei Phlegmonen als Nebenmittel.

Arzneimittelbild:

1. Geist und Gemüt: angeregt, gespannt, nervös, unkonzentriert, reizbar, bedrückt. Energielos, schläfrig, deprimiert. B: Ruhe.

2. Leib: *Blutungen aus allen Körperöffnungen, wie aus Nase, Mund, Vagina, Rektum, verbunden mit Blutandrang. Spasmen der glatten Muskulatur.* Klopfende Kopfschmerzen, Schwindel beim Aufschauen, Aufstehen, Niedersetzen. Augen sind gerötet, schmerzen und sind lichtempfindlich. Wunde, eiternde Stellen, wie Flecken, Furunkel, Pickel im Gesicht, an Nase, Lippen, Augen, Ohren, Kinn, auf der Zunge, am Gaumen und anderen Körperteilen. Im Gesicht neuralgische Schmerzen. Völlegefühl mit Blähsucht im Leib, *Koliken.* Unverträglichkeit von fetten Speisen. Übelkeit und Durchfall mit stechenden Schmerzen. Ruheloser Schlaf, plötzliches Aufschrecken mit Erstickungsgefühl. B: durch Aufsetzen und Husten. Unregelmäßiger Herzschlag. Vor der Regel bräunlicher Ausfluß. Füße geschwollen. In den Gliedern und Gelenken scharfe Schmerzen. Kälteschauer.

Verwendete Potenzen: D4, D12, D30, D200.

Ähnliche Mittel: Lachesis, Acidum sulfuricum, Ledum.

Lachesis muta = Lachesis trigonocephalus

Buschmeisterschlange

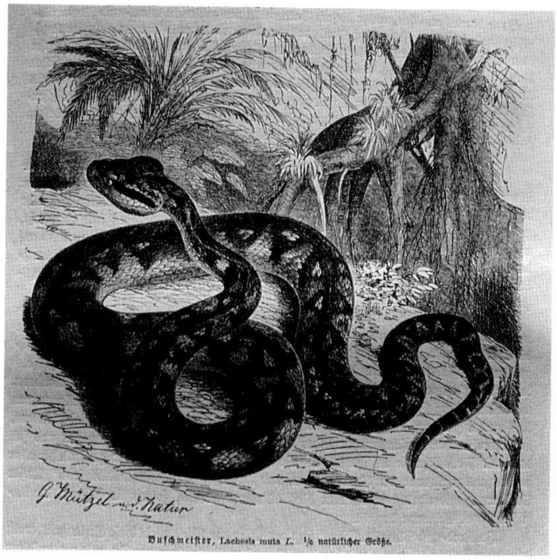
G. Mützel n. d. Natur
Buschmeister, Lachesis muta L. 1/3 natürlicher Größe.

Abb. Buschmeisterschlange

Einordnung: Wirbeltiere / Kriechtiere (Reptilien) / Schlangen / Grubenottern = Lochottern (Crotalidae)

Kennzeichen: Im Unterschied zu den übrigen Klapperschlangenarten ist die Schwanzrassel verkümmert und gibt kein Geräusch von sich („muta“ = stumm). Die Giftzähne dieser in Mittel- und Südamerika beheimateten Schlange sitzen an einem beweglichen Sockel des Oberkiefers. Gleichzeitig mit dem Zuschnappen werden die Speicheldrüsen ausgepreßt und entleeren ihren Inhalt durch die röhrenartigen Giftkanäle der spitzen Zähne. Die Beute wird unzerkleinert verschlungen.

In der Homöopathie verwendet: Das Gift ist nicht nur ein Kampfgift, sondern dient auch der Verdauung. Es besteht hauptsächlich aus Proteinen und Polypeptiden. Allgemeine zellschädigende Wirkung mit nekrotischen, hämorrhagischen, entzündlichen Erscheinungen und Störungen der Blutgerinnung. Der Biß erzeugt keine lokalen Symptome, jedoch treten allgemeine Vergiftungsfolgen sehr rasch und intensiv auf.

Wirkungsrichtung: ZNS, Vegetativum, Herz, Respirationsorgane, Gefäße, Blut, Schilddrüse, Ovarien, Haut. Linksseitiges Mittel.

Indikation: Folgen von Kummer, Enttäuschungen, Eifersucht. Psychosen. Folge von unterdrückten Sekretionen, von Hitze, Sonnenstich. Hämorrhagische Diathese. Wechseljahrbeschwerden der Frau mit Ohnmachtsneigung. Migräne, Basedow. Entzündliche bis septische Prozesse. Neigung zu Infiltration, Ulzeration und Nekrosen. Tonsillitis, Diphtherie, Stomatitis, Parotitis. Herzinsuffizienz als Folge von septischen oder endokrinen Störungen. Angina pectoris, Hypertonie, Hypotonie, Apoplexie. Thrombophlebitis, Embolie. Cholezystitis, Hepatitis, Ileus, Peritonitis, Appendizitis. Akuter Gelenksrheumatismus. Agranulozytose und Blutkrankheiten.

Arzneimittelbild:

1. Geist und Gemüt: *Geistig klar und wach; redegewandt,* phantasiereich, ehrgeizig. Übersteigerte Reaktionen, *Horror vor Beengung,* sprunghaft, *klatschsüchtig,* intrigant, hochmütig, *mißtrauisch, eifersüchtig,* aggressiv, mutlos, ängstlich; findet die Worte nicht, denkunfähig, weint. *Delirien, Verfolgungswahn,* religiöser Wahn, Nymphomanie, Depression, *Ohnmachtsanfälle. V: Hitze, Sonne, Föhn, warme Bäder, morgens, periodisch, leiseste Berührung und Druck. B: frische Luft und einsetzende Sekretionen.*

2. Leib: Pulsieren auf dem Scheitel, kongestiver Kopfschmerz, vom Nacken ausstrahlend. *Heißer Kopf, kalte Glieder. Nasenbluten.* Stechen in den Augen. Chronischer Kopfschmerz bei blassem Gesicht, periodisch, linksseitig. Schwindel, Schmerz an der Nasenwurzel. Hals rot, Tonsillen blaurot verfärbt, Foetor ex ore. Zahnfleisch geschwollen, Zähne kariös, ausstrahlende Schmerzen zu den Ohren; Zunge schwer, glänzend rot, trocken, an der Spitze rissig, auch schwarz; zittrig, haftet an den Zähnen. Leib aufgetrieben, Magenkrämpfe. *Verlangen nach Alkohol, Saurem, Austern, Schnecken, Essig, Salzgurken. B: Essen, Abgang von Blähungen. Singultus. Extreme Berührungsempfindlichkeit am Hals, Fremdkörpergefühl, Kitzelhusten aus dem Schlaf heraus mit Erstickungsgefühl. Stocken der Atmung beim Einschlafen. Zwang zum Tiefatmen. Beklemmung in der Herzgegend mit Angst und Unruhe. V: Liegen. B: Schweißausbruch. Wechsel zwischen Hitzewallungen und Kälteschauer.* Puls klein, aussetzend, beschleunigt. Herzklopfen. Unwillkürlicher Stuhlabgang. *Neigung zu Zyanose und Ohnmacht.* Konstriktionsgefühle am After, blaurote Hämorrhoiden, chronische Obstipation oder schleimig-blutige Durchfälle. Urin übelriechend, eiweißhaltig, blutig. Starke Erektionen nach Schlaf, Impotenz. Uterus: Senkung, Vorfall. *Schmerzen im linken Eierstock. Regel schwach, dunkel, stinkend, Zwischenblutung. V: vor der Regel oder bei Ausbleiben. B: durch Regeleintritt.* Brustdrüsen hart entzündet. *Haut berührungsüberempfindlich. Lokale Entzündungen an Haut und Schleimhäuten. Blutungsneigung. Brennen und Klopfen.* Zyanose, Haut purpurfarben bis schwarz verfärbt. Übelriechende Absonderungen. *Venen gespannt bis zum Bersten.* Neuralgische und rheumatische Schmerzen. Lähmungsartige, zittrige Schwäche. Schlaflos infolge Gedankenzustroms, *„schläft sich in die Verschlimmerung hinein“,* angstvolle Träume.

Verwendete Potenzen: D8, D12, D30, D200.

Ähnliche Mittel: Aconitum, Belladonna, Gelsemium, Ignatia, Sepia, Cimicifuga, Pulsatilla, Aristolochia, Acidum sulfuricum, Agaricus, Glonoinum, Carbo animalis, Jaborandi, Sanguinaria.

Mephitis putorius = Mephitis mephitis

Stinktier (Streifenstinktier)

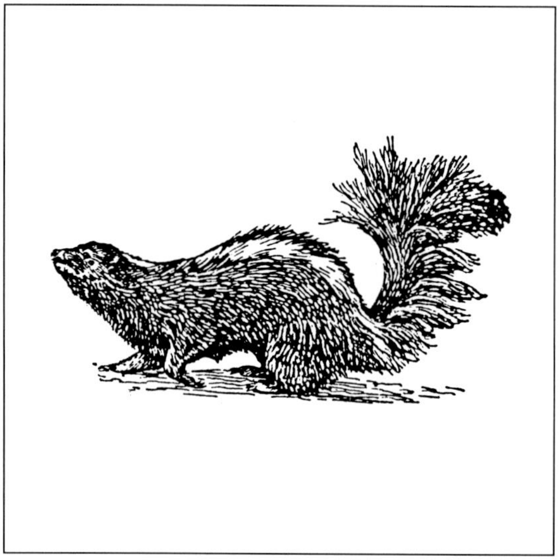

Abb. Stinktier, Skunk

Einordnung: Wirbeltiere / Säugetiere / Fleischfresser (Raubtiere) / Marder (Mustelidae)

Kennzeichen: Bei der Familie der Marder kommen Stinkdrüsen häufig vor. Besonders deutlich zeigt dies das kleine, in den Südstaaten Nordamerikas und in Mexiko lebende Stinktier bzw. der in den Nordstaaten und in Kanada lebende Streifenskunk. Unter Vorstülpung des Afters kann das Tier den Inhalt des Drüsensackes mehrere Meter weit ausschleudern, wenn es sich bedroht fühlt. Der Geruch ähnelt dem des Knoblauchs und ist sehr dauerhaft („Mephitis“ = griechische Göttin der üblen Gerüche).

In der Homöopathie verwendet: Sekret der Analdrüsen.

Stoffliches: Über die chemische Zusammensetzung des Sekrets ist wenig bekannt. Man vermutet, daß es Allyldisulfide enthält, die auch als Geschmackstoffe in Senf und Knoblauch vorkommen.

Wirkungsrichtung: Nervensystem, Augen, Atemwege.

Indikation: Neuropathische Konstitution. Neurasthenie, Hysterie, Pertussis, Asthma, Erschöpfungszustände, Schlaflosigkeit.

Arzneimittelbild:

1. Geist und Gemüt: Nervös, aufgeregt, *geschwätzig, wie nach Alkoholgenuß.* Ärgert sich über eingebildete Unannehmlichkeiten. Lebhafte Phantasie, unruhige, angstvolle Träume. Nach der Erregung folgt die Erschöpfung.

2. Leib: *Krämpfe hysterischer Art mit Unruhe und Schwäche. V: durch erschöpfende Krankheiten.* Kopf wie zu groß, heiß, dumpfer Druck im Hinterkopf, unfähig zu geistiger Arbeit. Verlangen, sich auszustrecken. Augen gerötet, schmerzend, die Buchstaben verschwimmen. *Keuch- und Krampfhustenanfälle mit Glottiskrampf. V: Sprechen, lautes Lesen, Trinken. Erstickungsgefühl beim Einatmen, kann nicht ausatmen. Tagsüber weniger Anfälle, viele in der Nacht mit krähendem Laut. Schleimauswurf geringfügig.* Während der Anfälle liegen die Hände auf den Genitalien. V: nachts, im Liegen. *Erbrechen von Speisen stundenlang nach dem Essen.* Krampfartige Schmerzen in Magen und Darm. Geschmack wie nach Zwiebeln. Leichtes Verschlucken beim Trinken und Sprechen. Durchfälle, häufiger Harndrang. Glieder sind heiß, Taubheitsgefühle. *Beine nachts heiß und unruhig, Patient erwacht davon. Eiskaltes Wasser und Kälte werden als angenehm empfunden.* Schläfrigkeit am Tag, selbst in Gesellschaft; nachts: *schlaflos wegen nervöser Erschöpfung. Kurzer Schlaf erquickt.*

Verwendete Potenzen: D3, D4, D6, D12, D30.

Ähnliche Mittel: Drosera, Coccus cacti, Cuprum, Ipecacuanha, Zincum valerianum, Kalium carbonicum, Ambra, Valeriana, Avena, Ignatia, Cannabis indica, Medorrhinum, Tarantula hispanica, Acidum succinicum.

Moschus moschiferus Moschustier

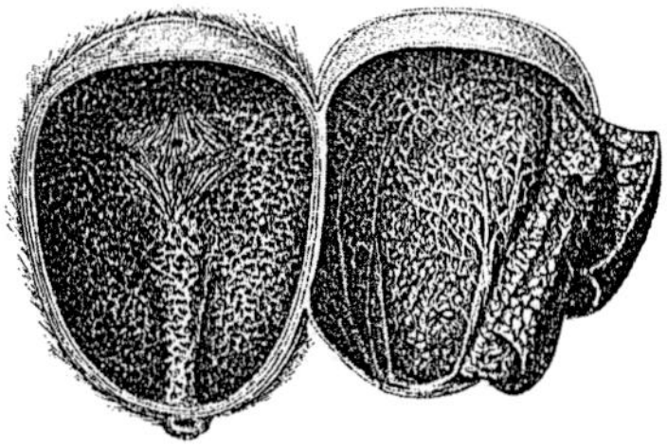

Das Innere eines horizontal durchschnittenen Moschusbeutels
Nach Brandt und Ratzeburg „Medizinische Zoologie", Berlin 1829

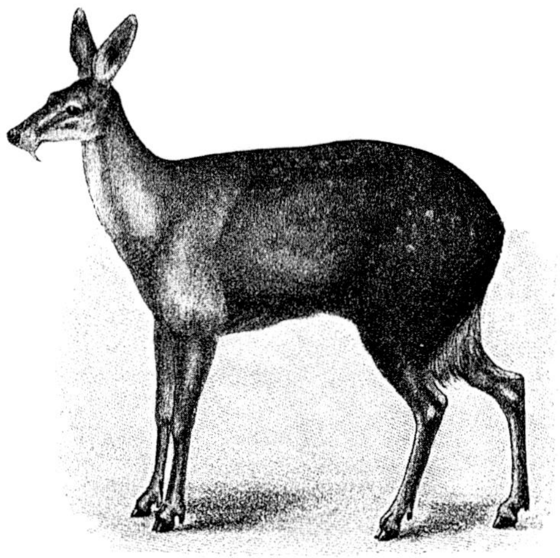

Moschustier
Nach einer Zeichnung von A. Matschie

Abb. Moschusbeutel und Moschustier

Einordnung: Wirbeltiere / Säugetiere / widerkäuende Paarzeher / Hirsche (Cervidae)

Kennzeichen: Das nur etwa 50 cm hohe Moschustier lebt als Dämmerungstier in den Hochgebirgen Zentralasiens (Tibet bis Sibirien). Obwohl geweihlos, jedoch zu den Hirschen zählend, ist das Männchen durch die großen, hervorstehenden Eckzähne des Oberkiefers deutlich gekennzeichnet. Der Moschusbeutel liegt an der Vorhaut der männlichen Genitalien.

In der Homöopathie verwendet: getrocknetes Sekret des Moschusbeutels der männlichen Tiere.

Stoffliches: Moschussekret ist für den Art- und Sexualgeruch verantwortlich und zählt zu den Pheromonen. Im frischen Zustand ölig-flüssig, wird es beim Erstarren zu einer rötlichbraunen, körnigen Masse mit bitterem Geschmack und sehr intensivem Geruch. Es enthält Muscon (ein Keton), außerdem sind neben gewöhnlichen Sterinen auch männliche Sexualhormone sowie eine N-haltige Base Mucopyridin (über deren Wirkung aber nichts bekannt ist) gefunden worden.

Wirkungsrichtung: ZNS, Kreislauf, Geschlechtsorgane. Kurzfristig wirkendes „Nervinum" mit psychischen, sensorischen und motorischen Allgemeinwirkungen.

Indikation: Neuropathische Konstitution. „Nervenkrisen". Lach- und Weinkrämpfe, nervöse Ohnmachtsneigung, Regelbeschwerden mit hysterischen Begleiterscheinungen, Globus hystericus, Glottiskrampf.

Arzneimittelbild:

1. Geist und Gemüt: Überempfindlich, nervös, erregt, *schreckhaft,* zittrige Geschäftigkeit, *übertriebenes Benehmen,* ob sie lacht, weint oder zornig ist. Hysterisch. Wechselhafte Laune, *außer sich vor Zorn, schimpft und tobt bis zum körperlichen Zusammenbruch,* Todesfurcht, *Ohnmachtsanwandlungen.*

2. Leib: *Bei geringster Erregung Krämpfe und Ohnmachtsneigung mit todblassem Gesicht und bläulichen Lippen.* Betäubender Kopfschmerz mit Schwindel, *heller Harnfluß.* V: Bewegung. B: in frischer Luft. *Gefühl des Fallens. Nervöse Angst und Unruhe mit Erschöpfung.* Kopfhaut ist empfindlich. Sehstörungen, Ohrgeräusche wie von einem Kanonenschuß. *Tagesschläfrigkeit, Erstickungsgefühl im Hals, Einschnürungsgefühl in der Brust. Herzklopfen wie von ängstlicher Erwartung. Atmung erschwert, Angst vor Ersticken, Bedürfnis, nach Luft zu schnappen. V: Kälte, Lachen.* Schleim kann nicht abgehustet werden. *Hysterische Spasmen. Explosives Aufstoßen von Luft,* Völlegefühl, Blähungen, Übelkeit und Erbrechen beim Anblick von Speisen. Ohnmachtsneigung. *Verlangen nach Stimulantien. Starke geschlechtliche Erregung* infolge Kongestion der Geschlechtsorgane, Abwärtsdrängen, Gefühl, als ob die Regel kommen wolle. Menses zu früh, stark. V: durch Regel oder unterdrückte Regel, Neigung zu Ohnmacht und sexueller Erregung. Haut ist kalt und klebrig.

Verwendete Potenzen: D6, D12, D30, D200.

Ähnliche Mittel: Ignatia, Asa foetida, Valeriana, Platinum, Nux moschata, Nux vomica, Crocus, Ambra, Stramonium, Platinum, Hyoscyamus.

Naja naja = Naja tripudians

Brillenschlange, Kobra

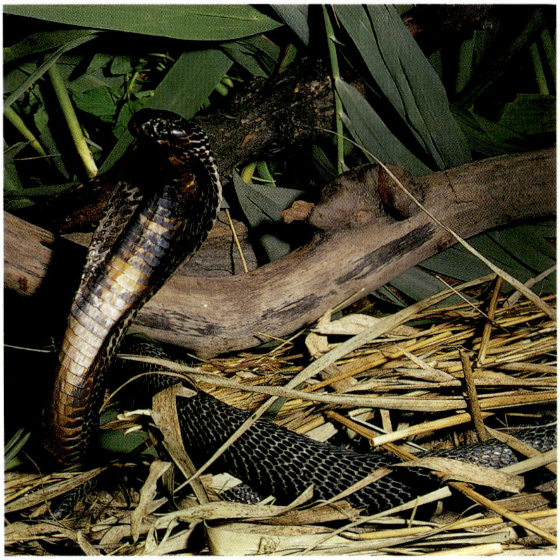

Abb. Brillenschlange

Einordnung: Wirbeltiere / Kriechtiere (Reptilien) / Schlangen / Giftnattern (Elapidae)

Kennzeichen: Eine der gefährlichsten Schlangen Indiens ist die 2 m lange Brillenschlange, die ihren Namen von einer brillenartigen Zeichnung im Nacken hat, die besonders deutlich wird, wenn das Tier gereizt seinen Vorderteil aufstellt und durch Ausbreiten der Rippen scheibenartig erweitert. Sie zählt zu den furchenzähnigen Giftschlangen.

In der Homöopathie verwendet: Sekret der giftführenden Speicheldrüsen.

Stoffliches: Das Sekret der Giftdrüsen wirkt mittels einer stark neurotoxischen Komponente auf die autonomen Zentren des verlängerten Marks. Bei der neuromuskulären Komponente spielt die im Elapsiden-Gift nachgewiesene hochaktive Azetylcholinesterase eine wichtige Rolle, insbesondere bei der Lähmung der Atemmuskulatur. Dem ebenfalls nachgewiesenen Kardiotoxin wird ein Versagen des Herzens zugeschrieben. Daneben findet sich noch Crotalolysin (hämolytisch), Histolysine u. a. m.

Wirkungsrichtung: Myokard, Endokard. Reizleitungssystem. Blut, Gefäße. Beziehungen zu Lachesis.

Indikation: *Nerven-, Herz- und Blutmittel. Folgen von langanhaltendem Kummer. Folgen von grippalen Infekten und Tonsillitis.* Reizleitungsstörungen. Herzinsuffizienz, Angina pectoris, Myokarditis, Endokarditis, Kopfschmerz bei Herzleiden. Stauungsbronchitis. Embolie. Hypertonie, Hypotonie; klimakterische Kreislaufstörungen. Oophoritis (links).

Arzneimittelbild:

1. Geist und Gemüt: Unentschlossen, kummervoll, brütet über eingebildete Unannehmlichkeiten nach. Angst, allein gelassen zu werden. Kraftlos, Neigung zum Selbstmord in einem Anfall von *Depression.*

2. Leib: *Vorwiegend links auftretender Stirn- und Schläfenkopfschmerz, in den Hinterkopf ausstrahlend;* schießende Schmerzen von Schläfe zu Schläfe mit Übelkeit und Erbrechen. *Flattern am Herzen.* V: Bewegung, nachts und beim Aufwachen, bei geringster Bewegung. B: in frischer Luft, in Rechtslage. Dunkle Absonderung aus dem Ohr, wie Heringslake. Gehörtäuschungen. Zusammenschnüren im Ösophagus, im Hals, *wie von einer Hand gepackt,* muß nach dem Hals greifen, Schluckbeschwerden. *Erstickungsanfälle aus dem Schlaf heraus, Luftschnappen.* Trockener Husten, stechende Schmerzen in der Brust beim Tiefatmen. *Sichtbares und hörbares Herzklopfen,* Herzflattern. *Schmerzen strahlen in den linken Arm, Schulter und Nacken aus, dabei Todesangst und Beklemmung. Druck im Rücken. Puls beschleunigt, unregelmäßig, kaum fühlbar.* Erstickender Husten. V: im Liegen, Linkslage, beim Erwachen, bei Anstrengung. Kleiderdruck. Alkohol, Kälte. Druck im Magen, Übelkeit und Brechreiz, Durchfälle. *Schmerzen im linken Eierstock, zum Herzen ausstrahlend, mit Husten. Zittern und Kälte des Körpers oder der Extremitäten. Verlangen nach Wärme. Plötzliche Kraftlosigkeit in den Gliedern beim Gehen.* Flekkige, blaurote und livide Verfärbung der Haut. Alpträume.

Verwendete Potenzen: D8, D10, D12, D30.

Ähnliche Mittel: Iberis, Spigelia, Lachesis, Kalmia, Aconitum, Kalium carbonicum, Strophantus, Cactus, Latrodectus, Glonoinum, Aurum, Crotalus, Pyrogenium.

Sarcoptes scabiei — Krätzmilbe

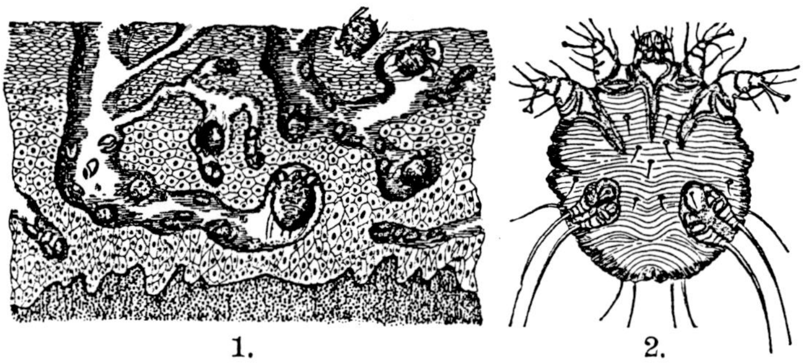

Abb. 1. Oberhaut mit Bohrgängen, Eiern und Milben in verschiedenen Entwicklungsstadien / 2. Krätzmilbe ca. 60mal vergrößert

Einordnung: Gliederfüßer / Spinnentiere / Milben / Krätzmilben (Sarcoptidae)

Kennzeichen: Der mikroskopisch kleine Parasit frißt lange, haarfeine Gänge in die Oberhaut und vermehrt sich dort sehr rasch. Dabei entsteht ein Krätzeausschlag mit nässenden Bläschen. Larve sechsbeinig, Nymphe und geschlechtsreife Tiere achtbeinig.

In der Homöopathie verwendet: Exsudat (Inhalt eines voll entwickelten Krätzebläschens).

Stoffliches: Vermutlich ein von den Milben abgesondertes keratolytisches Enzym oder ein Abbauprodukt des Keratins (das besonders reich an Schwefel ist). Nosode.

Wirkungsrichtung: Haut, Schleimhäute, Umstimmungsmittel.

Indikation: Reaktionsmittel wie Sulfur, wenn gutgewählte Mittel versagen. Folgen von langwierigen Krankheiten. Unterdrückungssyndrom. Rezidivneigung, Rekonvaleszentenmittel. Hartnäckige Hautausschläge, Drüsenschwellungen, Knocheneiterungen, chronische Obstipation, chronische Gicht und Rheuma.

Arzneimittelbild:

1. Geist und Gemüt: Umschlagen der Stimmung, gehemmt, *sieht alles schwarz, denkt dauernd an den Tod. Selbstmordgedanken.* Macht sich und den anderen das Leben unerträglich. Angst um sein Seelenheil. Kann sich an nichts erinnern. *Mangel an Vitalität und Eigenwärme.*

2. Leib: *Inneres Frieren. V: Kälte, Wind, Wetterwechsel, vor Gewitter, im Frühjahr, wenn warm auf kalt folgt, nachts. „Sitzt selbst im Sommer im Pelz." B: Essen, Wärme, Liegen, in Ruhe.* Kränkliches, fahl-gelbes Aussehen. *Haut fettig, schmutzig, übler Geruch, der auch durch Waschen nicht besser wird.* Verfilztes, trockenes Haar, Ausschläge. *Kopfschmerz* mit Sehstörungen *und Hungergefühl alternierend mit Hautausschlägen oder Diarrhoe. V: verspätete Mahlzeiten. Wetterwechsel.* Migräne. *Wohlbefinden am Vortag einer Attacke.* Chronische Lidrandentzündung, Lichtscheu, Sandgefühl, scharfe Tränen. *In den Ohren,* stechende Schmerzen, *stinkende Absonderung, Ohrgeräusche.* Nase verstopft, Ausfluß zäh, dick, gelb. *Schnupfen beim geringsten Luftzug,* Heuschnupfen. *Stechen in den Tonsillen, Schluckbeschwerden.* Mundwinkel rissig, Zähne locker. Reiz vom Kehlkopf ausgehend, Räusperdrang. *Ausspucken von stinkenden Kügelchen.* Trockener, quälender Husten oder Hustenanfälle mit grünlichem stinkendem Auswurf. Asthma, periodisch wiederkehrend. V: Winter. B: Liegen mit ausgebreiteten Armen. *Kurzatmigkeit und Furcht beim Gehen im Wind.* Schmerz hinter dem Brustbein. *Herzklopfen. V: Links-Liegen, Anstrengung.* Großer Durst, Geschmack ranzig, Zungenspitze wie verbrannt. *Heißhunger, auch nachts,* aber schnell satt. *Verlangen nach Bier, Kaffee, Brot. Ekel vor Schweinefleisch.* Sodbrennen, *Singultus,* fauliges Aufstoßen. Leib aufgetrieben. Vergeblicher Stuhldrang, Verstopfung der Kleinkinder oder stinkende eitrige Durchfälle mit Brennschmerz. Harninkontinenz, Nachtröpfeln, schneidende Schmerzen. Libido setzt während des Koitus aus. Brustwarzen wund, ätzende Sekrete. Leukorrhoe. Menses unregelmäßig, spärlich. Akne. *Trockene und nässende Ausschläge, unheilsame Geschwüre, flächenartig; unerträglicher Juckreiz. V: Bettwärme, Winter. B: bei Eintritt der warmen Jahreszeit.* Lokalisation: Gelenkbeugen, um die Fingernägel, Ohren, Kopfhaut. Drüsenschwellungen. *Stinkende Absonderungen.* Frieren und Frösteln, Hitzewallung durch Essen, bei Anstrengung. Rheumatische Schmerzen in den Gelenken, Rückenschmerzen mit Schwäche.

Verwendete Potenzen: D12, D30, D200.

Ähnliche Mittel: Pyrogenium, Anacardium, Hedera, Calcium fluoratum, Iodum, Ignatia, Petroleum, Phosphorus, Tabacum, Silicea, Selenium, Zincum, Hepar sulfuris, Graphites, Sulfur, Thuja, Sepia, Carbo, Nux vomica.

Sepia officinalis — Tintenfisch

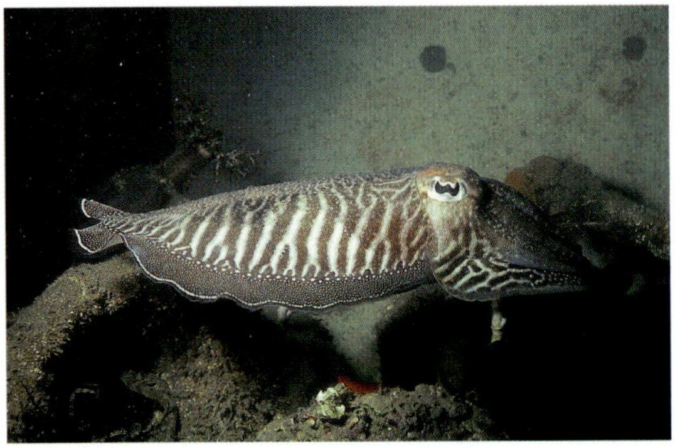

Abb. Tintenfisch

Einordnung: Weichtiere / Kopffüßer / Zweikiemer / Tintenfische (Sepiidae)

Kennzeichen: Der Tintenfisch kommt an den westlichen und südlichen Küsten Europas (besonders an jenen des Mittelmeeres) vor. Auf dem Kopf finden sich rund um den mit papageienschnabelartigen Kiefern besetzten Mund acht kurze und zwei längere Fangarme, die mit Saugnäpfen versehen sind. Der ovale, etwas abgeplattete Rumpf steckt in einem sackförmigen Mantel und ist seitlich von einem Flossensaum umgeben. Melanophoren in der Haut ermöglichen es dem Tier, sich der Umgebung farblich anzupassen. Aus einer Mantelfalte ragt ein muskulöses Rohr (Trichter) heraus, hinter dem sich die Kiemenhöhle (Mantelhöhle) befindet, in die auch die Ausfuhröffnung des Tintenbeutels mündet. Das Tier nimmt Wasser durch die Mantelspalte auf und preßt es durch den Trichter nach außen (Rückstoßprinzip). Bei Gefahr wird dabei auch der Inhalt des Tintenbeutels entleert, der rasch die Umgebung wie eine dunkelblaue Wolke trübt, unter deren Schutz der Tintenfisch entfliehen kann.

In der Homöopathie verwendet: Getrockneter Inhalt des Tintenbeutels.

Stoffliches: Der Inhalt des Tintenbeutels wurde seit langem als Sepiatusche verwendet. Sepiamelanin ist ein hohes Polymer. Melanin entsteht durch eine Gen-Wirkkette über Dihydroxy-Phenylalanin bzw. Tyrosin; die dabei beteiligte Tyrosinase wurde in den Wänden des Tintenbeutels von Sepia nachgewiesen.

Wirkungsrichtung: ZNS, Beckenorgane, Magen-Darmkanal, Haut, periphere Nerven, Muskeln, Gelenke, Beckenvenen, Leber.

Indikation: Wechseljahrbeschwerden, Depressionen, Senkungsbeschwerden der Beckenorgane, Reizblase, Harnröhrenentzündung, Myomblutung, chronische Adnexitis, Parametritis, Abortus, Vaginismus, Frigidität, Impotenz, Prostatitis; Stauungen im Pfortadergebiet, Hepatopathie, Cholezystitis, Gastritis, Obstipation, Hämorrhoiden, Varizen, Lumbago, Gelenksrheuma. Chronische Exantheme, Akne, Psoriasis.

Arzneimittelbild:

1. Geist und Gemüt: *Mangel an Energie und Ausdauer. Reizbar,* streitsüchtig. *Gleichgültig gegen die gewohnte Beschäftigung und die geliebten Personen.* Wünscht, allein zu sein. *Traurig, deprimiert. V: Lärm,* Trost, *warme, überfüllte Räume, heißes Wetter,* Kälte und *Stehen* verschlimmern. *B: Ablenkung, Tanzen, Bewegung in frischer Luft.*

2. Leib: *Eher ein Frauenmittel. Venöse Stauungen im ganzen Körper. Senkungsbeschwerden. Anfälle von fliegender Hitze, „wie mit heißem Wasser übergossen".* Körper schweißbedeckt, bei eiskalten Händen und Füßen und umgekehrt. *Empfindlich gegen Kälte. B: lokale Wärmeanwendungen.* Kopfschmerzen (klopfend) verschiedenster Art. *V: nach dem Aufwachen. Zervikalmigräne, Augen entzündet. Augenlider schwer, dunkle Pigmentierung um die Augen, sattelförmig an der Nase, gelbliches Kolorit.* Haarwuchs im Gesicht, Rumpf und Gliedern. Schorfe, Schuppen, Haarausfall, Knötchenbildung auf der Stirn, um den Mund, im Nackenbereich. Stechen in der Brust, Beklemmung, Kurzatmigkeit. Trockener, krampfhafter Husten. *V: abends, nach dem Niederlegen nachts.* Zahnschmerzen bei kalten Speisen und Getränken, Schluckbeschwerden. Schweregefühl im Leib. Rechter Oberbauch schmerzhaft geschwollen. *Magen öd und leer.* Übelkeit beim Anblick und Riechen von Speisen. *Verlangen nach Scharfem, Saurem, Süßigkeiten, Ekel vor Fett, Fleisch. Milch verursacht Durchfall. Saures Aufstoßen,* Übelkeit. Vergeblicher Stuhldrang, Stuhl hart, trocken, knollig, *„wie von einer Kugel im Mastdarm".* Hämorrhoiden. Harndrang mit Brennen; Urin trüb, mit rötlichem Satz, übelriechend. Einnässen im ersten Schlaf. *Kongestion zu den Beckenorganen, Gefühl des Abwärtsdrängens, muß die Beine kreuzen.* Ausfluß: gelb, grün, wäßrig, juckend, wundmachend, übelriechend (milchig, nicht wundmachend). Scheide trocken, heiß: Abneigung gegen Geschlechtsverkehr. Verschlimmerung aller Beschwerden vor der Regel; meist verspätet, spärlich, dunkel, nachts fließend. *Schmerz und Schwäche im Kreuz, Lumbago.* V: Sitzen und Treppensteigen. Nervenschmerzen. Teigige Schwellung der Kniegelenke. Haut empfindlich, juckt und näßt. *Braune Flecken im Gesicht, auf Brust und Bauch.* Ringförmige Flechten. Nesselsucht. *Ekzeme in den Gelenksbeugen. Übelriechender Schweiß in den Achseln und an den Genitalien. Frieren und Frösteln. Tagesschläfrigkeit,* abends munter.

Verwendete Potenzen: D4, D6, D12, D30, D200.

Ähnliche Mittel: Lachesis, Lilium tigrinum, Murex, Helonias, Acidum phosphoricum, Aristolochia, Pulsatilla, Cimicifuga, Bellis perennis, Nux vomica, Platinum, Selenium, Viburnum, Anacardium, Acidum sulfuricum, Belladonna.

Euspongia officinalis Badeschwamm

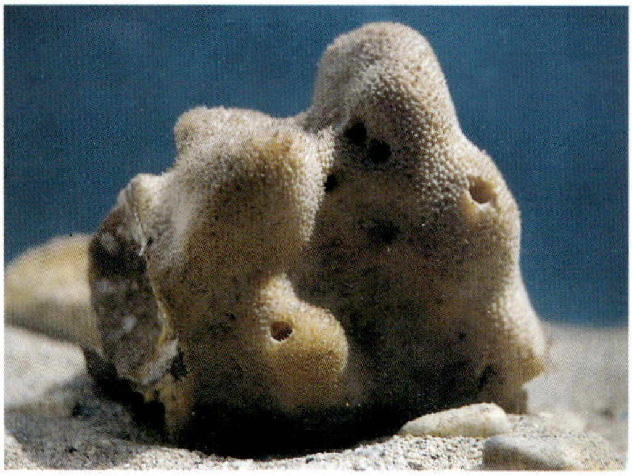

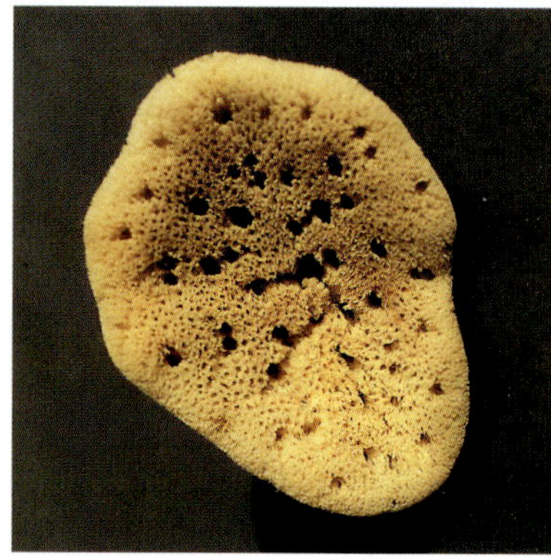

Abb. a) Badeschwamm, lebendes Tier / b) Skelett

Einordnung: Schwammtiere / Gemeinschwämme / Hornschwämme / Nutzschwämme (Euspongiidae)

Kennzeichen: Der Badeschwamm lebt an den Küsten aller wärmeren Meere. Das Skelett besteht aus hornartigen Fasern, die Oberfläche des Schwammkörpers ist durch zahlreiche Poren durchbrochen, durch die das Wasser in das Innere des Schwammkörpers einströmt (Atmung und Nahrungsaufnahme). Das gefilterte Wasser verläßt den Schwammkörper durch eine trichterförmige Ausfuhröffnung. Der sackartige Innenraum ist mit Kragengeißelzellen ausgekleidet, die die Nahrungspartikelchen ausfiltern. Ein durch ein Sieb gepreßter, in seine einzelnen Zellen zerlegter Schwammkörper kann sich wieder zu einem vollständigen Tier regenerieren.

In der Homöopathie verwendet: Das getrocknete Skelett des Badeschwamms, zu einem braunen Pulver erhitzt.

Stoffliches: Die Skelettsubstanz Spongin besteht aus einem faserigen Halogenproteid, das etwa 2% Iod enthält. Die Hälfte davon liegt als Di-Iod-Tyrosin vor (Vorläufer des Thyroxins in der Schilddrüse). Daneben findet sich noch Di-Bromo-Tyrosin.

Wirkungsrichtung: Lymphdrüsen, Schilddrüse, Kehlkopf, Luftröhre, Herz, Hoden.

Arzneimittelbild:

1. Geist und Gemüt: Ängstlich, furchtsam, *aufgeregt,* erschöpft.

2. Leib: Blutandrang zum Kopf, Stirnkopfschmerz; Niesen, Fließschnupfen abwechselnd mit Stockschnupfen, Trockenheit der Schleimhäute. Einschnürungsgefühl im Hals mit Heiserkeit. Spannungsgefühl beim Drehen des Kopfes. *Pulsieren in der Schilddrüse* und den Karotiden. Kehle wund, berührungsempfindlich, *Räusperdrang,* Kitzelhusten. *Erschwerte Atmung, „wie durch einen Schwamm". V: jede Erregung, Essen von Süßigkeiten, Tieflage, warmes Zimmer, Einatmen, vor Mitternacht, durch Kleiderdruck. B: durch Aufrichten und Trinken warmer Flüssigkeiten. Husten trocken, hohl, pfeifend. Auffahren aus dem Schlaf mit Erstickungsgefühl und Angst.* Schnappen nach Luft. *Druck am Herzen mit Hitze.* Herzgeräusche, *Herzklopfen mit Schwäche,* „als ob die Brust gesprengt würde". Vergrößerungsgefühl am Herzen. Puls ist voll und beschleunigt. Starker Hunger, Schluckauf, großer Durst. Erstickungsanfälle während der Menses. Amenorrhoe. *Schmerzhafte Empfindlichkeit und Schwellung von Samenstrang und Hoden.* Jucken des Skrotums. Auffahren im Schlaf, schläft sich in die Verschlimmerung hinein.

Verwendete Potenzen: D3, D4, D6, D12, D30, D200.

Ähnliche Mittel: Aconitum, Bromum, Drosera, Sambucus, Verbascum, Hepar sulfuris, Iodum, Arsenicum, Spigelia, Lachesis, Clematis, China, Lycopus, Natrium muriaticum.

Indikation: Kruppartiger Husten, Tracheitis, Laryngitis, Asthma, nächtlicher Reizhusten infolge Stauungsbronchitis, Struma, Strumaherz, Hyperthyreose, Herzhypertrophie, Endokarditis, Myokarditis, Dyspnoe, Orchitis, Epididymitis, Lymphadenitis, Lymphome, Hautjucken.

Lycosa fasciiventris, Lycosa hispanica, Tarantula hispanica, Hogna hispanica

Tarantel

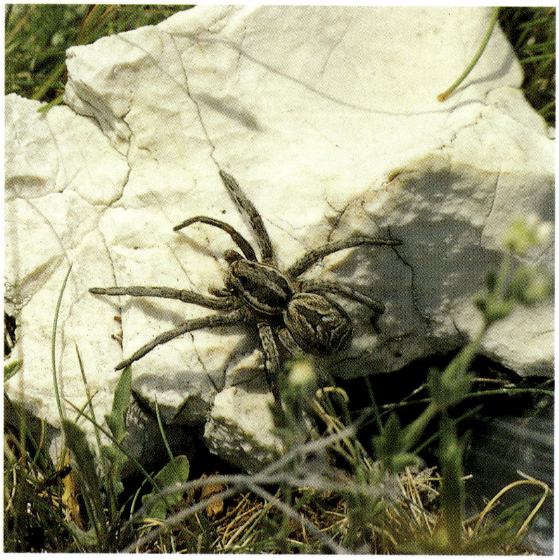

Abb. Mittelmeertarantel

Einordnung: Gliederfüßer / Spinnen / Echte Spinnen / Wolfsspinnen (Lycosiidae)

Kennzeichen: Taranteln finden sich in Steppenbiotopen und leben in Erdlöchern, die mit Spinnfäden ausgekleidet sind. Die Cheliceren enden in einem scharfen Chitinhaken mit Giftkanal. Die überfallene Beute wird überlaufen und durch einen Biß gelähmt. Der klassische Fundort der Mittelmeertarantel ist in Apulien bei Tarent (Taranto). Sie kommt aber auch in anderen Gebieten (z. B. Dalmatien, Iberische Halbinsel) vor, sollte jedoch nicht mit der südrussischen Steppentarantel verwechselt werden.

In der Homöopathie verwendet: In Alkohol getötetes mazeriertes ganzes Tier.

Stoffliches: Das Gift der Giftdrüsen enthält ein proteolytisches Enzym. In der Körperflüssigkeit (besonders der befruchteten Weibchen) findet sich Arachnolysin (Aranolysin), ein hämolytisches Gift, das Thrombokinase enthält. Nach Beobachtungen bessert sich der nach dem Biß eintretende apathische Zustand durch rhythmische Bewegungen.

Wirkungsrichtung: ZNS, Spinalnerven, Sexualsphäre.

Indikation: Nymphomanie, Pruritus vulvae, Veitstanz, Chorea, Meningitis mit heftigen Kopfschmerzen, Kopfrollen und Delirien. Multiple Sklerose.

Arzneimittelbild:

1. Geist und Gemüt: *Psychische und physische Unruhe. Überempfindlichkeit aller Sinne. V: Licht, grelle Farben, Geräusche, Musik, Berührung. Schreck.* Heftige und plötzliche Gemütsbewegungen. *Umschlagen der Gemütsstimmung von einem Extrem ins andere.* Illusionen, Halluzinationen. *Motorische Unruhe, muß sich dauernd beschäftigen und umhergehen, tanzen.* Ängstliches Unbehagen, tödliche Ängste, gereizt, zerstörerische Impulse, *Zwang, sich und andere zu schlagen,* Boshaftigkeit, sich verstellen, große Launenhaftigkeit. *Lachen, Singen, im Kreise tanzen. Gleichgültigkeit. Todesgedanken. B: sanfte Musik, Dunkelheit, in der Stille.*

2. Leib: *Periodizität aller Beschwerden.* Kältegefühl am ganzen Körper, mit kaltem Schweiß. Blutandrang zum Kopf, plötzliche lanzinierende Schmerzen mit Schwindel, Aufschreien. *V: kaltes Wasser. Gefühl, als ob kaltes Wasser auf den Kopf und über den ganzen Körper gegossen würde. Bläuliches Gesicht.* Herzbeklemmung. *Schmerzen, als ob das Herz zusammengequetscht, wie herumgedreht werde.* Herzklopfen mit Angst. Keuchende Atmung, krampfhafter Husten. Krampfartige Schmerzen in den Mandeln, im Magen, im Hypochondrium, in den Ovarien. Unwillkürlicher Harnabgang, reich an Sedimenten. Urin braun, übelriechend. Wehenartige Schmerzen im Uterus. *Übermäßige sexuelle Erregung bis zum Wahnsinn. Obszönes Benehmen, lasziv.* Neigung zur Onanie. Vulva heiß, berührungsempfindlich, trocken. Jucken, Schweregefühl im Becken. Menses zu früh und sehr stark. *Unruhe der Hände, selbst im Schlaf.* Zucken und Zittern. Kopfrollen. Parästhesien, Ameisenlaufen, Lähmungsgefühl in den Gliedern. Verkürzungsgefühl in Muskeln und Sehnen. Fingerspitzen sehr empfindlich. *B: Reiben. V: durch Bewegung, muß sich trotzdem bewegen. Spasmen.* Spätes Einschlafen.

Verwendete Potenzen: D12, D30, D200.

Ähnliche Mittel: Stramonium, Hydrophobinum, Cantharis, Coffea, Lilium tigrinum, Theridion, Arsenicum, Valeriana, Ignatia, Moschus, Agaricus, Apis, Cuprum, Murex, Platinum, Kalium bromatum, Zincum.

Vipera berus Kreuzotter

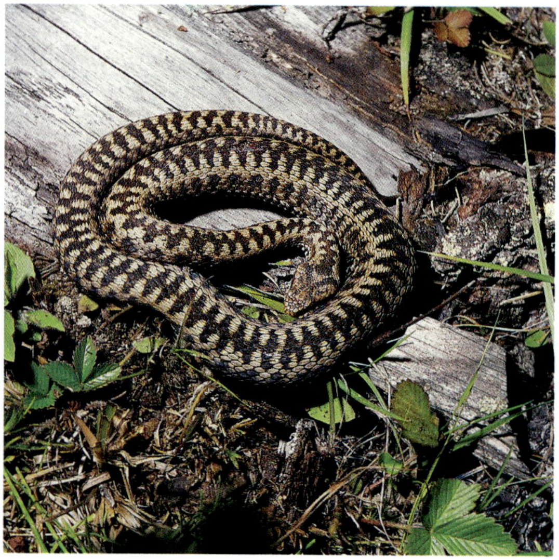

Abb. Kreuzotter

Einordnung: Wirbeltiere / Kriechtiere (Reptilien) / Schlangen / Vipern (Viperidae)

Kennzeichen: Vorwiegend auf steinigen, trockenen Hängen in ganz Mitteleuropa und Asien (mit Ausnahme der nördlichen und südlichen Gebiete). Seltenes Vorkommen in einer fast einheitlich schwarzen Form als „Höllenotter" (V. berus prester) in moorigen Wiesen. Auf dem Kopf eine von zwei dunklen Streifen gebildete X-förmige Zeichnung und am Rücken verläuft ein dunkles Zickzackband. Diese Merkmale treten jedoch nur bei heller gefärbten Tieren und besonders nach der Häutung deutlich hervor. Die Kreuzotter zählt zu den röhrenzähnigen Giftschlangen; die Giftdrüsen liegen in der Schläfenregion, wodurch der Kopf dreiecksartig nach hinten verbreitert ist – ein Merkmal, an dem jede Giftschlange sofort erkennbar ist.

In der Homöopathie verwendet: Gift der Speicheldrüsen.

Stoffliches: Das Gift besteht wie bei allen Vipern und Crotaliden hauptsächlich aus proteolytischen Proteinen und Proteiden mit zytolytischer und hämolytischer Wirkung.

Wirkungsrichtung: ZNS, Herz, Gefäße.

Indikation: Akute und chronische Thrombophlebitis; Lymphangitis, Lymphadenitis. Neigung zu Gangrän, Pemphigus, Erysipel, Ekchymosen. Sepsis, Embolie, Infarkt. Ulcus cruris. Paresen. Peritonitis (zusätzlich); Kreislaufschwäche mit Zyanose.

Arzneimittelbild:

1. Geist und Gemüt: *hochgradige Angst* und Unruhe, Verwirrtheit, Depression. *Betäubung,* Bewußtlosigkeit.

2. Leib: Gesicht blaß, eingefallen, angstverzerrt, mit kaltem Schweiß bedeckt. *Heftige brennende und stechende Schmerzen. Krampfneigung.* Kongestiver Kopfschmerz, Nasenbluten. *Erbrechen,* Taumeln, Delirium, Ohnmacht. Lippen geschwollen, Zunge braun, schwarz, erschwertes Sprechen und Schlucken. Zähneknirschen, Zungenbisse. Schaudern beim Trinken. Entzündung und Schwellung der Speicheldrüsen und Lymphdrüsen. Leib aufgetrieben, Blähungen, Leber berührungsempfindlich, schmerzhaft, vergrößert, auch Gelbsucht mit ausstrahlenden Schmerzen in Schulter und Hüfte. Erbrechen von Galle, Schleim und Blut. *Abmagerung. Unfreiwilliger Stuhl- und Harnabgang. Blutige Durchfälle.* Akute heftige Schmerzen am Herzen, große Angst und Beklemmung, Kurzatmigkeit; muß die Kleider öffnen. Puls schnell, unregelmäßig, schwach, aussetzend. Schwäche, kalter Schweiß, Kollaps. *Unerträgliche Schmerzen beim Hängenlassen der Extremitäten, als ob sie bersten wollten. Venen verhärtet, berstender Schmerz. Patient muß die Glieder hochhalten.* Gehstörungen und Lähmigkeit als Folge von Entzündungen. *Haut ist gelb, blau-schwarz verfärbt, kalt,* schält sich in großen Fetzen. Schmerzhafte Geschwüre. Schwellung, Infiltration, Ödem. Septisches Fieber, heftiger Durst. *Mangelhafte Blutgerinnung. Alte Narben brechen wieder auf. Periodizität der Beschwerden in langen Abständen. V: Wetterwechsel, früh, nachts. B: durch warmen Schweißausbruch.* Fortschreitende, aufsteigende Lähmung, Reflexe nehmen ab. Schlaflosigkeit mit Unruhe und Angst.

Verwendete Potenzen: D8, D10, D12, D30.

Ähnliche Mittel: Acidum oxalicum, Lachesis, Crotalus, Carbo vegetabilis, Anthracinum, Pyrogenium, Arsenicum, Acidum hydrocyanicum, Veratrum, Serum anguillae, China.

Alumina

Aluminiumoxid, Tonerde

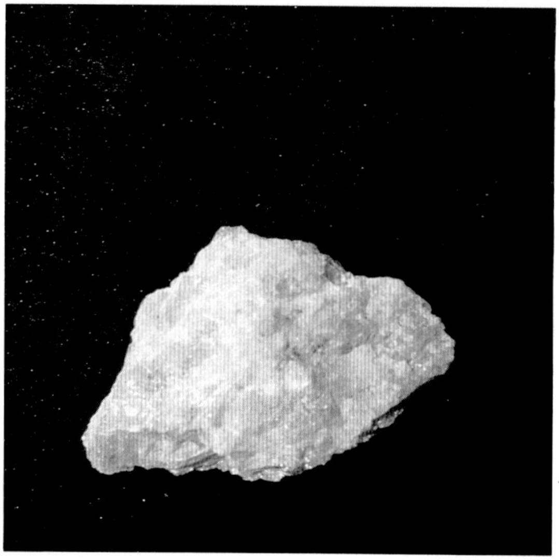

Abb. Edelkryolith (Aluminium-Natrium-Fluorid)

Kennzeichnung, Geochemie: Aluminium (Al) ist ein hellgraues Leichtmetall und guter Leiter für Wärme und Elektrizität; durch oberflächliche Oxidschicht gegen Luft und Wasser beständig. Es ist eines der häufigsten gesteinsbildenden Elemente, besonders in silikatreichen Gesteinen und deren Mineralen (Feldspate, Glimmer) sowie als *Aluminiumoxid* (Tonerde, Kaolinit; seltener als Korund, Rubin, Saphir). Aluminiumhydroxid *Bauxit* ist Ausgangsstoff für die Gewinnung dieses in der Erdkruste mit 8,1% vertretenen Elements. *Kryolith,* Härte 2½, bildet derbe, grobkörnige Aggregate, hat ebenfalls Bedeutung für die Aluminiumgewinnung.

In der Homöopathie verwendet: reines, geglühtes Aluminiumoxid, Tonerde Al_2O_3. Meist gewonnen aus Kryolith.

Stoffliches: Al hat bei pH 7 die geringste Löslichkeit; diese nimmt im sauren und im alkalischen Bereich zu. Al reguliert bei Pflanzen die Membrandurchlässigkeit. Hygrophyten mit hohem Wasserdurchsatz enthalten mehr Al als Xerophyten auf trockenen Standorten. Auf sauren Böden kann Al für Pflanzen toxisch sein; Farnpflanzen und Bärlappe reichern es im Gewebe an. Im Tierreich ist Al nur geringfügig nachgewiesen; freie Al-Kationen haben dehydratisierende Wirkung auf Proteine. Al-Verbindungen wirken noch in starker Verdünnung ätzend.

Wirkungsrichtung: über die spinalen Nerven auf Schleimhäute von Dickdarm, Mastdarm und Blase.

Indikation: Konstitutionsmittel, Arteriosklerose, Senium, Psychosen, chronische Schleimhautkatarrhe mit zähem Sekret, Heiserkeit der Sänger und Redner, Versuch bei Rückenmarksleiden (nach Walter ZIMMERMANN in D30), Blasen- und Mastdarmlähmung, Obstipation (auch der Kinder und Schwangeren), Fluor albus, Hautausschläge, Ichthyosis und Dyskeratosen, Hautjucken.

Arzneimittelbild:

1. Geist und Gemüt: *Eigensinnig,* gereizt, *von innerer Unruhe getrieben, „die Zeit vergeht zu langsam". Befürchtungen, „als stünde ein Unglück bevor", Furcht, den Verstand zu verlieren. Fixe Ideen. Kann kein Blut sehen.* Selbstmordvorstellung beim Anblick eines Messers (Wasser, Blut). *Verlangsamt,* schwaches Gedächtnis, verspricht und verschreibt sich leicht. Depression.

2. Leib: Kopf eingenommen, *Druck, „wie von einem Hut". Drehschwindel, morgens, beim Augenschließen,* im Dunkeln. Blaue Lippen, *Gesicht blaß, „als sei Eiweiß darauf eingetrocknet".* Lider *schwer,* trocken, verklebt, Brennen und Lichtscheu, Ausfallen der Wimpern. Nase wund, trocken, *krustig.* Zäher Schleim im Hals. Rachen wie roh, beim Schlucken Stiche, zu den Ohren ziehend. *Grätengefühl im Hals, Räusperzwang, Heiserkeit, Stimmlosigkeit.* Trockener Husten mit Harnabgang: *V: morgens, sprechen, B: warme Speisen und Getränke.* Beklemmung in der Brust. *Konstriktionsgefühl in Kehle und Speiseröhre. Verl: nach Reizmitteln wie Kaffeebohnen, Kalk, Gewürznelken und Teeblättern. Zittriger Hunger oder Appetitlosigkeit. Abn: gegen Fleisch und Kartoffeln.* Rektum trocken und wund. Stuhl hart, kleinknollig, Grimmen im Bauch, *vergeblicher Stuhldrang, selbst weicher Stuhl geht schwer* (Sekretmangel, Atonie). Gefühl, als sei etwas zurückgeblieben. Brennen beim Harnlassen, Harn sedimentreich, *fließt beim Pressen zum Stuhl.* Kitzel in den Genitalien, starke Libido mit Schwäche, unwillkürlicher Samenerguß, Regel spärlich, kurz, blaß. *Vor und nach der Periode große Schwäche, Koliken, Kopfschmerzen und Herzklopfen. Fluor: reichlich, zäh, klebrig, die Schenkel hinabfließend. Lähmungsartige Schwäche der Glieder, Unsicherheit beim Gehen, „wie auf einem Kissen",* stolpern. *Zittern.* Einschlafen der Hände und Beine. Sohlenschmerz beim Gehen. *Blitzartig durchschießende Schmerzen in den Extremitäten. Reifen- und Bandgefühl, Verkürzungsgefühl. Lähmigkeit* der Beine. *Schmerz im Rücken, wie von einem glühenden Eisen in der Wirbelsäule. Verlangen, sich niederzulegen. Haut trocken, kalt, rissig, blutend.* Verhärtungen an Haut, Schleimhaut und Drüsen. *Unerträgliches Hautjucken. V: Bettwärme.* Haarausfall, Nägel brüchig und spröd. Unruhiger Schlaf wegen Hitzegefühls. Nachtschweiß.

Verwendete Potenzen: D6, D12, D30, D200.

Ähnliche Mittel: Bryonia, Conium, Barium, Selenium, Silicea, Natrium muriaticum, Plumbum, Graphites, Petroleum, Arsenicum, Causticum, Psorinum, Argentum nitricum.

Stibium sulfuratum nigrum laevigatum, Antimonium crudum

Antimonsulfid

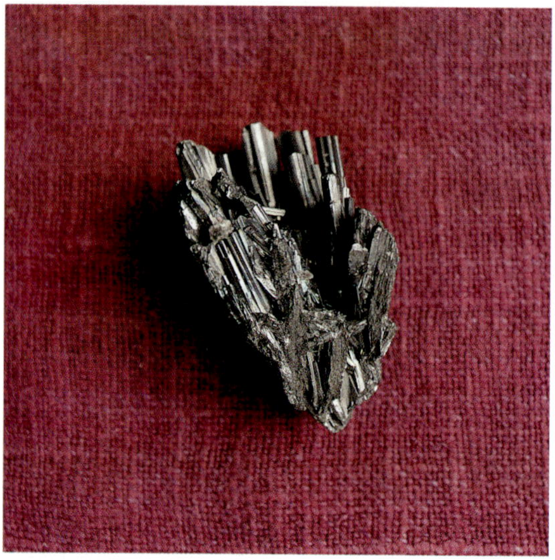

Abb. Antimonit (Grauspießglanz)

Kennzeichnung, Geochemie: Stibium (Sb, Antimon) ist ein hellgraues, sprödes Metall, als Legierungsbestandteil verwendet. Es schmilzt schon in der Kerzenflamme und oxidiert beim Erhitzen zu einem weißen Pulver. *Antimonit* (Antimonglanz, Grauspießglanz = Stibnit, Sb_2S_3); Härte 2, Metallglanz, dunkle Pulverfarbe, bleigraue rhombische, langsäulige Kristalle in strahligen Aggregaten, in hydrothermalen Lagerstätten. Antimonerze sind oft mit Quarz, Blei-, Gold- und Silbererzen vergesellschaftet.

In der Homöopathie verwendet: Grauspießglanz Sb_2S_3, vorsichtig erhitzt und auf schräger Unterlage geseigert (zum Abfließen gebracht).

Stoffliches: Sb ist ein körperfremdes Element. Vergiftungen fallweise bei der Verarbeitung (Schmelzdämpfe von Antimonverbindungen). Im Gegensatz zu Arsen tritt Gewöhnung an Antimon nicht ein. Sb-haltige Mittel werden gegen Leishmania und andere parasitäre Formen eingesetzt; Nebenwirkungen gleichen dem Arzneimittelbild.

Wirkungsrichtung: Magen-Darmkanal. Haut.

Indikation: Akute Gastritis, Gastroenteritis, Urtikaria infolge Nahrungsmittelallergie, Kaltwasserallergie, gichtisch-rheumatische Beschwerden in Zusammenhang mit chronischen Verdauungsstörungen. Kolitis. Ekzemneigung, Rhagadenbildung an den Körperöffnungen, Nagelstörungen, Warzen, Schwielenbildung.

Arzneimittelbild:

1. Geist und Gemüt: Müde, erschöpft. Mangel an Vitalität. Voll Sorge, ängstlich mit sich und seinem unglücklichen Schicksal beschäftigt. *Mürrisch, ärgerlich ohne Grund, will nicht reden, nicht angesehen, angesprochen und berührt werden. Sentimental, ekstatisch, depressiv verstimmt, lebensüberdrüssig (Erschießen). Trost verschlimmert.*

2. Leib: *Kopfschmerz im Zusammenhang mit Magen- und Darmstörungen mit Übelkeit und Nasenbluten. V: Extreme Temperaturreize, Sonne, Durcheinanderessen, saurer Wein, Essig, Süßigkeiten, Eis. B: beim Liegen, in Ruhe, in frischer Luft.* Augen rot und entzündet, verklebte äußere Lidwinkel. Ziehende Schmerzen in den Stirnhöhlen. Wunde, aufgesprungene Nasenlöcher, Stock- oder Fließschnupfen. Zäher, dicker, auch blutiger Schleim, Krusten in der Nase. *V: nachts, im warmen Zimmer.* Fremdkörpergefühl im Hals, *Stimmverlust durch Kalt-Baden oder Überhitzung.* Anfallsartiger trockener, krampfhafter Husten, wenig Auswurf. Puls langsam und schwach. Druck- und Schweregefühl auf der Brust, kalter Schweiß und Erschöpfung. *Zunge dick weiß belegt, wunde Mundwinkel, pappiger Geschmack,* trockene Lippen, übler Mundgeruch; Zahnfleisch weicht zurück. *Gefühl im Magen wie überladen. Leib aufgetrieben, häufiges Aufstoßen, Blähungen. Gieriger* oder aufgehobener Appetit. *Verl: nach Saurem, Bier. V: Brot, Backwerk. Erbrechen* ohne Erleichterung. *Erbrechen von geronnener Milch bei Säuglingen.* Kein Durst. *Durchfälle wechseln mit Verstopfung, Schleimabsonderung aus dem After.* Hämorrhoiden. Harnmenge vermehrt, trüb, faulig. Im Genitalbereich Ausschläge. Eher Impotenz. Atrophie von Penis und Hoden. Herabdrängen der Unterleibsorgane. Ausfluß mit Jucken. Amenorrhoe als Folge von Unterkühlung und Durchnässung. Rheumatoide Schmerzen in Fingern und Ileosakralgelenken, Steifigkeit und Schwäche in Muskeln und Gelenken. *Hornartige Schwielen auf der Fußsohle, schmerzhafte Hühneraugen. V: Auftreten. Ekzeme mit honiggelben Krusten, blasenartige, juckende Ausschläge, flache Warzen* (an den Fingern). Nägel verdickt, gespalten. *Schweißneigung. V: nachts, bei Bewegung. Haut empfindlich gegen kaltes Wasser.* Frostigkeit mit Schaudern, stets kalte Füße. Tagesschläfrigkeit.

Verwendete Potenzen: D4, D6, D12, D30, D200.

Ähnliche Mittel: China, Dulcamara, Nux vomica, Pulsatilla, Mandragora, Rhus toxicodendron, Sulfur, Kalium bichromicum, Hepar, Thuja, Calcium, Phosphorus.

Argentum metallicum

Metallisches Silber

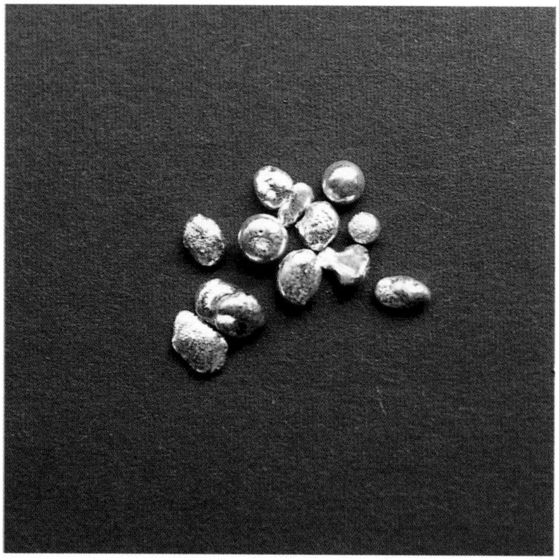

Abb. Metallisches Silber

Kennzeichnung, Geochemie: Silber (Argentum, Ag) ist ein Edelmetall, kommt meist als *Silberglanz* Ag_2S, aber auch *gediegen* in Gold-, Nickel-, Zinn- und Blei- bzw. Kupferlagerstätten vor oder fällt bei der Gewinnung dieser Metalle an. Bester Leiter für Wärme und Elektrizität. Verwendung zur Herstellung edlerer Gegenstände, in Legierungen (Geldmünzen – Name!), in der Filmindustrie usw. In der Akkupunktur wirken Silbernadeln sedierend.

In der Homöopathie verwendet: metallisches Silber und Silbernitrat (Höllenstein); identisches Arzneimittelbild.

Stoffliches: Kolloidale organische Silberpräparate zeigen bakteriostatische Wirkung schon in starker Verdünnung. Ag bildet im Organismus mit Eiweißen Albuminate. Die meisten Schwermetalle werden durch Silberoxid (Ag_2O) aus ihren Lösungen gefällt. Toxikologisch muß zwischen dem giftigen Argentum nitricum und dem praktisch ungiftigen Argentum metallicum unterschieden werden.

Wirkungsrichtung: ZNS, vegetatives NS. Magen, Darm. Sämtliche Schleimhäute. Niere, Blase (Argentum nitricum). Knorpelgewebe; Gelenke. Chronische Krankheiten in Richtung Malignität (Argentum metallicum).

Indikation: Folgen von Streß, Lampenfieber, Platzangst, Hochhaussyndrom, Neigung zu Spasmen und Lähmungen. Migräne, Neuralgien. Bindehaut- und Hornhautentzündung, Trachom, Rhinitis. Rachen- und Kehlkopfkatarrh. Gastritis. Ulcus ventriculi et duodeni. Meteorismus, Enteritis. Nervöse Herzbeschwerden. Chronische Entzündung der Hoden, Ovarien mit Induration; Portioerosion; Uterusprolaps, Leukorrhoe. Nervöse Hauterscheinungen, Systemerkrankungen. Tendenz zur malignen Entartung. Marasmus, Kachexie. (Nach STAUFFER: Argentum kann fast immer durch Argentum nitricum ersetzt werden – aber nicht umgekehrt.)

Arzneimittelbild:

1. Geist und Gemüt: Nervös, *unruhig, gehetzt. „Die Zeit vergeht zu langsam."* Weint wegen Kleinigkeiten, besorgt um seine Gesundheit. Lampenfieber, Platzangst, *Angst vor der Zukunft.* Schweigsam, sucht nach den passenden Worten, melancholisch, verwirrt. *Folgen von Schreck, von Streß, geistigen Anstrengungen und Anforderungen, seelischen Erschütterungen. V: morgens, beim Aufwachen, beim Darandenken. Glaubt, die Träume wären wahr.*

2. Leib: *Aussehen fahl, abgemagert.* Mangel an Wärme. Drückender Schläfen- und Stirnkopfschmerz, *halbseitig* (meist links), *allmählich ansteigend, am Höhepunkt aufhörend,* mit Sehstörungen, periodisch, Pulsieren im ganzen Körper, *Zittern und Zucken der Glieder, Schwindel mit Sehstörungen. V: Anblick von fließendem Wasser, im warmen Zimmer. B: Gehen in frischer Luft.* Verstopfungsgefühl in den Ohren, Ohrgeräusche, Juckreiz. Schmerz in den Gesichtsknochen. Erschöpfender schleimiger Fließschnupfen, Hals rauh, wund. *Heiserkeit, Räusperzwang,* Stimmverlust. *Splitterschmerz im Larynx, in der Früh reichlicher Auswurf.* Nervöses Asthma. *V: Reden, Lachen, Erregung. B: Liegen.* Erstickungsgefühl mit stechenden Schmerzen in der Brust. Verlangen nach frischer Luft. Herzbeklemmung, *Herzklopfen, Meteorismus,* Angst und Unruhe, *schlimmer nachts, in Rechtslage, durch Aufregung,* Zungenspitze schmerzhaft, zäher Speichel im Rachen, erschwertes Schlucken. *Unstillbares Hungergefühl, Rumpeln im Bauch,* schneidende Koliken. *Ekel vor Speisen, Erbrechen. Grün-schleimige Durchfälle infolge Erwartungsängsten.* B: Druck, warme Getränke, Wein, Käse. Verlangen nach Süßigkeiten mit Verschlimmerung. Aufstoßen. Häufiger Harndrang, Harn eiweiß- und zuckerhältig, gelbgrüner Ausfluß. Krampfartige Schmerzen im Kreuzbein, *Vergrößerungs- und Härtegefühl in den Hoden, in den Ovarien.* Abwärtsdrängen und Blutandrang im Unterleib, geschlechtlich erregt, starke Menses, Zwischen- und Kontaktblutungen. *Fluor: grau, schleimig, hartnäckig, blutig, stinkend. Allmähliches Eintrocknen der Haut mit Jucken und Kitzeln. Ameisenlaufen.* Schwäche, Steifigkeit und Zerschlagenheitsschmerz mit *Spannen* in den Gliedern und Muskeln. *V: Übergang vom Sitzen zum Aufstehen. Bewegungsdrang. Schmerzen in Knochen und Knorpeln. Neuralgische Schmerzen „wie elektrische Schläge".* Schreibkrämpfe. Ödemneigung (Knöchel).

Verwendete Potenzen: D4, D6, D12, D30, D200.

Ähnliche Mittel: Argentum nitricum, Acidum nitricum, Antimonium crudum, Arsenicum, Aurum, Causticum, Cuprum, Gelsemium, Calcium phosphoricum, Kalium carbonicum, Natrium muriaticum, Phosphorus.

Arsenicum album, Acidum arsenicosum anhydricum

Arsenige Säure, Arsentrioxid, weißes Arsenik

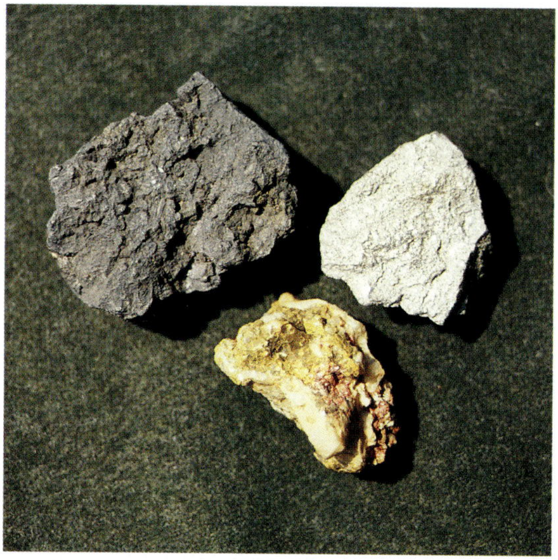

Abb. Arsen gediegen, Arsenkies, Realgar (unten)

Kennzeichnung, Geochemie: Arsen (As) zählt zu den stärksten Giften, es ist geschmack- und geruchlos. Vorkommen als *Arsenkies* (Fe As S), Härte 5–6, metallglänzend; *Realgar* (As S), Härte 1–2, gelbrot durchscheinend, zersetzt sich an der Luft; *Auripigment* (As_2S_3), Härte 1–2, gelb-orange blättrige Ablagerungen; *Löllingit* (Fe As_2), Härte 5–5½, metallglänzend silbergrau, Pulver grauschwarz – alle in hydrothermalen Erzgängen. *Gediegenes Arsen* nur vereinzelt in Bleierzgängen als sogenannter *Scherbenkobalt.* Arsenverbindungen wurden bis vor geraumer Zeit zur Schädlingsbekämpfung eingesetzt. Kulturböden enthalten durchschnittlich etwa 1,1 mg % Arsen; dementsprechend findet es sich auch in Kulturpflanzen.

In der Homöopathie verwendet: weißes Arsenik.

Stoffliches: Arsen wurde früher als Roborans und Aphrodisiakum verwendet. Die toxische Dosis hat eine variable Größe, es besteht Gewöhnungeffekt. Arsen reichert sich in der Schilddrüse an. Aufnahme erfolgt hauptsächlich durch Ingestion und/oder Inhalation – letztere besonders durch Einatmen von Erzhüttenrauch („Hittrach"). Akute Vergiftung beruht auf Lähmung der sympathischen Fasern der Mesenterialkapillaren. Arsen hat mitosehemmende Wirkung. Als Enzymgift stört es den Pyruvatstoffwechsel.

Wirkungsrichtung: ZNS; vegetatives NS; peripheres NS; endokrine Drüsen (Schilddrüse). Nieren. Haut. Magen-Darmkanal.

Indikation: Neuralgien, Neuritiden. Migräne, Chorioiditis, Opticusatrophie. Asthma bronchiale und Asthma cardiale; Angstzustände. Herz- und Kreislaufschwäche im Verlauf ernster Erkrankungen mit Kollapsneigung und Zyanose. Angina pectoris, Infarkt. Folgen von Fleisch-, Wurst- und Eisvergiftung, Gastroenteritis, Ruhr, Typhus, Cholera, Hepatitis, Zirrhose. Ulcus ventriculi; trockene oder nässende Ekzeme, Allergien, Ulcera cruris, Gangrän. Septische Fieberzustände, hämorrhagische Diathese, Abmagerung bis zur Kachexie. Vikariation zwischen Asthma, Ekzem, Diarrhoe. Endmittel.

Arzneimittelbild:

1. Geist und Gemüt: Reizbare Schwäche, Kritiklust, *überempfindlich, pedantisch,* elegant, mißtrauisch, geizig. *Große Unruhe und Angst, verändert Lage, Ort* und Beschäftigung, *hergenommen durch jede Sorge, wütend über Schmerzen. Furcht vor Alleinsein, Dieben, Dunkelheit.* Niedergeschlagen, *ohne Hoffnung, verzweifelt. Gewissensangst, Selbstmordgedanken. V: Alleinsein, nachts,* sprechen, Geräusche und Licht. *B: Wärme, warmes Trinken, warme Anwendungen.*

2. Leib: *Periodizität der Beschwerden, Brennschmerz, rasches Sinken aller Kräfte, dünne und scharfe Sekrete, Ödem- und Blutungsneigung, große Erkältlichkeit. Gesicht verfallen, angstvoll, kachektisch. Neuralgischer Kopfschmerz. B: warmes Einhüllen,* kongestiver Kopfschmerz. B: im Freien, kaltes Wasser. Halbseitige Migräne. Stirnkopfschmerz mit Stockschnupfen und Lichtscheue. Lider geschwollen, scharfe Tränen, Blindheit. Ohrgeräusche. *Ätzender Nasenfluß,* Angina mit eitrigen, stinkenden Belägen. Trockener Kitzelhusten, *quälende Hustenanfälle mit wenig schaumigem Auswurf, Angst und Atemnot, Stechen in der Brust. V: nach Mitternacht, Niederlegen.* B: aufsetzen, frische Luft. *Herzklopfen,* Puls klein, flach, aussetzend. *Zyanose.* Haut klebrig, naß, kalt. Mund trocken, *großer Durst, nach kleinen Schlucken kalten Wassers,* das erbrochen wird. Geruchsüberempfindlichkeit, Ekel vor Speisen, Sodbrennen, Erbrechen. *Verlangen nach Saurem, nach Kaffee. V: Kalt-Trinken, wasserreiche Früchte, Eis, kalt essen.* Leib druckempfindlich, *heftige Koliken, gefolgt von reiswasserartigen, faulen, unverdauten, stinkenden Durchfällen mit Zittern und raschem Kräfteverlust.* Afterbrennen, Vorfall; brennende, blutige Hämorrhoiden. *Tenesmen* nach jedem Stuhlgang. Schmerzen beim Harnlassen, Harnmenge vermindert. Urin dunkel, eiweißhaltig; nächtlicher Harndrang, Harninkontinenz. Übelriechender Ausfluß, Menses stark, zu früh, erschöpfend. *Periodisch auftretende Nervenschmerzen. V: Kälte, nachts, nach Mitternacht.* Glieder schwer und steif, mit Taubheitsgefühlen. Sehnenverkürzung. Muskelkrämpfe. Schwäche. *Haut brennt und juckt. V: Kratzen und Wärme. B: Kalt-Waschen. Geschwürsneigung.* Blutige, scharfe Sekrete, nässende, auch schuppende Ausschläge. Haarausfall. Hyperkeratosen der Handflächen und Fußsohlen. *Ödemneigung. Kalter, übelriechender Schweiß mit großer Erschöpfung oder brennender Hitze. Durst, Angst und Unruhe.* Intermittierende Fieberanfälle. *Abmagerung. Schlaflosigkeit, findet keinen Platz,* erwacht um 3 Uhr; Todesangst.

Verwendete Potenzen: D4, D6, D12, D30, D200.

Ähnliche Mittel: Carbo vegetabilis, China, Iodum, Natrium muriaticum, Tabacum, Veratrum, Cantharis, Aranea diadema, Secale, Kreosotum, Ammonium carbonicum, Kalium carbonicum, Causticum, Phosphorus, Hyoscyamus.

Aurum metallicum

Metallisches Gold

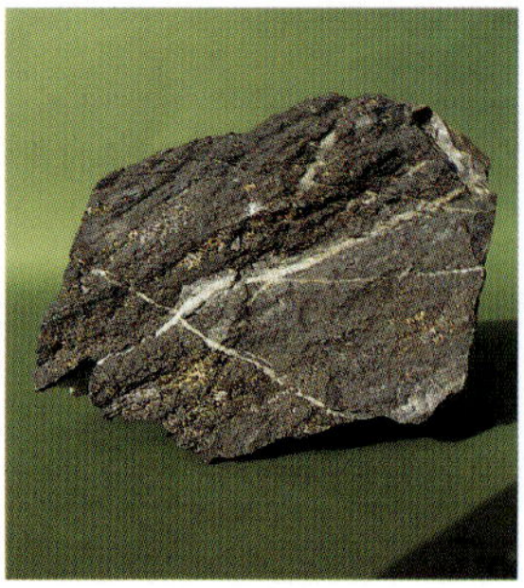

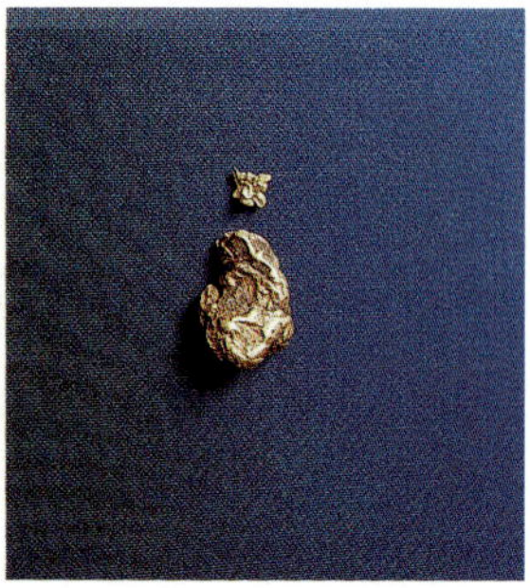

Abb. a) Golderz (gediegenes Gold), b) Waschgold (Nuggets)

Kennzeichnung, Geochemie: Gold (Aurum, Au) ist das klassische Edelmetall: Bedingt durch kleinen Atomdurchmesser und starke Kernladung, ist das Außenelektron sehr fest gebunden und daher wenig reaktionsfreudig. Gold kommt meist gediegen vor; entweder primär in hydrothermalen Lagerstätten (z. B. in Quarzgängen) oder in Seifen auf sekundärer Lagerstätte als Waschgold (Nuggets). Gold ist in Zyanidlaugen löslich (bei der bergbaulichen Gewinnung wichtig). In der Akupunktur haben Goldnadeln anregende Wirkung.

In der Homöopathie verwendet: metallisches Goldpulver, kolloidales Gold, Goldoxid.

Stoffliches: Toxische Verbindungen entstehen bei technischen (galvanischen) Prozessen (Chloride, Sulfid, Zyanide). Im Organismus konkurrenziert Gold (ebenso wie Silber) mit dem lebenswichtigen Kupfer und scheint an der Hemmung von Entzündungsprozessen maßgeblich beteiligt zu sein: Es hat Wirkungen auf die Phagozyten, auf humorale Antikörper, vor allem auf die Antikörperbildungsorte des retikuloendothelialen Systems. (LEESER). Gesicherte Zusammenhänge bestehen zwischen akuten Goldvergiftungen und späteren Schädigungen der blutbildenden Organe. Lymphatisches Gewebe hat für Gold besondere Speicherkapazität.

Wirkungsrichtung: ZNS. Bindegewebe. Knochen. Auge. Herz und Gefäße. Drüsen. Uterus.

Indikation: Folgen von Enttäuschung, Trunksucht, Pensionsschock. Depressionen, Suizidneigung. Arteriosklerose. Habitus apoplecticus, Hypertonie, Stenokardie, Angina pectoris, Myodegeneratio cordis, Koronarsklerose, Aneurysma, Leberzirrhose. Asthma cardiale. Iritis, Chorioretinitis, Glaukom, Ablatio retinae, Hemianopsie. Ulcus corneae. Folgen von Lues. Ozaena. Karies der Knochen. Periostitis. Struma, benigne Mammatumore, Myome, Uterusprolaps, Fluor, Hydrozele, Prostatahypertrophie, chronische Orchitis, Hodenatrophie, verzögerter Deszensus, Rheumatismus.

Arzneimittelbild:

1. Geist und Gemüt: Gesteigerte Aktivität, *dynamisch,* genial. *Alles geht nicht rasch genug,* erregt, errötet, reizbar, verträgt keinen Widerspruch, Zornesausbrüche. Wechsel zwischen nervöser Reizbarkeit und Schwermut. *Mutlos, lebensüberdrüssig, Selbstvorwürfe.* Glaubt sich verdammt, *Angst. V: Schmerzen, Lärm, Kälte, geistige Anstrengungen, nachts. B: Musik.* (Goethes Faust entspricht dem AMB von Aurum.)

2. Leib: *Alle Drüsen schmerzen und neigen zu Schwellung und Verhärtung. Blutandrang zum Kopf mit Schwindel und Hitzewallungen, „als koche das Blut in den Adern". Pulsieren in den Schläfenarterien, Ohrensausen,* Ohrfluß. *Überempfindlichkeit gegen Geräusche,* Taubheit. *B: in frischer Luft.* Gesicht *rot,* geschwollen, *Nase knollig mit rosaceaähnlicher Veränderung.* Augen gerötet, schmerzhaft, lichtempfindlich. *Verdunkelung des oberen Gesichtsfeldes,* Funkensehen, Doppeltsehen, Tränen. *Reißende Schmerzen in den Gesichtsknochen.* Nasenöffnung wund, Geruchssinn überempfindlich. Fließschnupfen mit eitrigen, stinkenden Sekreten. Krustenbildung. Retronasalkatarrh, Pulsieren in der häufig vergrößerten Schilddrüse. Schlucken schmerzhaft; *übler Mundgeruch,* Speichelfluß; Zahnfleisch geschwollen. *Großer Durst. Verlangen nach Kaffee, Alkohol, trockenem Brot, Semmeln. Essen bessert.* Leber geschwollen, *Blähungen drücken auf das Herz. Herzklopfen* (Aszites, Ikterus). *Zusammenschnürungsgefühl auf der Brust, Stechen. „Gefühl, als wolle das Herz 2 oder 3 Sekunden lang aufhören zu schlagen und dann plötzlich einen starken Schlag tun".* Angst, *Zwang zum Tiefatmen.* Nächtlicher Krampfhusten. *V: in Ruhe, Liegen. B: vornübergebeugt Sitzen, kalte Luft.* Gespannter, unregelmäßiger Puls. Schweregefühl im Unterleib, Stuhl träge, hart, knollig oder nächtliche Durchfälle mit Afterbrennen. Schmerzhafter Harndrang, Harnverhaltung; Urin spärlich, rot, heiß, Ammoniakgeruch, *Hoden schmerzhaft – wie gequetscht –, verhärtet, unterentwickelt.* Große Empfindlichkeit der Labien, der Vulva, des Uterus, dicker Ausfluß. Menses stark, verspätet. *Dumpfe, bohrende, stechende Knochenschmerzen, Gelenksdeformation, wandernde Schmerzen,* Steifigkeit und Taubheitsgefühl. V: nachts, im Ruhen und Sitzen. *B: durch Bewegung. Kreuz- und Rükkenschwäche.* Ödeme. Hautjucken, Pusteln an Kopf und Gesicht. Erytheme, Exantheme, Keratosen. Akne rosacea. Geschwürsneigung, Fisteln. Haarausfall. Unerquicklicher Schlaf, schreckliche Träume.

Verwendete Potenzen: D4, D6, D12, D30, D200.

Ähnliche Mittel: Arnica, Sulfur, Cactus, Lachesis, Glonoinum, Latrodectus, Acidum nitricum, Calcium fluoratum, Mercurius solubilis, Belladonna, Phosphorus, Hepar sulfuris, Acidum fluoricum, Lycopodium.

Barium carbonicum = Baryta carbonica Bariumkarbonat

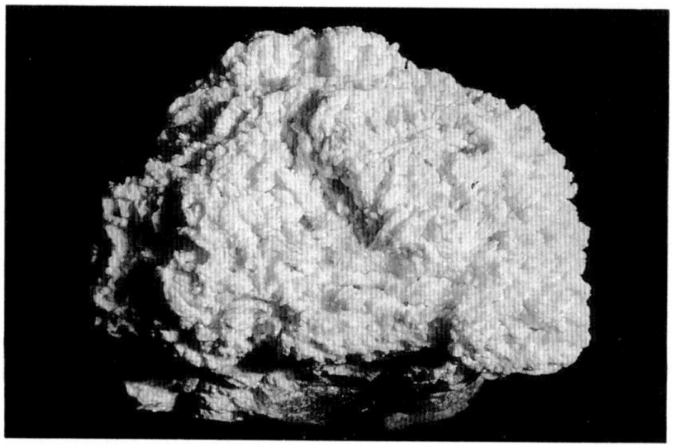

Abb. Witherit, Bariumkarbonat

Kennzeichnung, Geochemie: Barium (Ba) ist ein weiches, silbrig glänzendes Metall, das an der Luft rasch oxidiert. Es zählt zu den Erdalkalimetallen. Vorkommen: Als *Schwerspat* (Baryt = Bariumsulfat $BaSO_4$), Härte 3–3½, in weiß-grauen, rhombisch-tafeligen Kristallen sowie als *Witherit* (Bariumkarbonat $BaCO_3$), Härte 3½, in weißlichen rhombischen Kristallen (Doppelpyramiden) oder in derben kristallinen Aggregaten; in hydrothermalen Erzgängen.

In der Homöopathie verwendet: Bariumkarbonat $BaCO_3$, gewonnen aus Witherit.

Stoffliches: Barium ist ein körperfremdes Element. Das als Kontrastmittel für Röntgenaufnahmen verwendete unlösliche $BaSO_4$ wird vom Körper nicht resorbiert und ist physiologisch unwirksam. Die leicht löslichen Bariumsalze (wie $BaCl_2$, BaI_2, $BaCO_3$) hingegen sind giftig (wurden früher als Rattengift verwendet). Ba hat stark quellungshemmende, verfestigende Wirkung auf Biomembranstrukturen und bewirkt (besonders als Bariumiodid) Drüsenverhärtung und (als Bariumkarbonat) durch pathologische Veränderungen der Tunica media Verhärtungen der Arterien.

Wirkungsrichtung: Herz, Gefäße, Drüsen.

Indikation: Kinder- und Greisenmittel, Arteriosklerose, Zerebralsklerose. Altersherz, Bradykardie. Altersschwindel mit Schlaflosigkeit. Umkehr des Tag-Nachtrhythmus und paradoxe Wirkung von Schlafmitteln. Haut-, Schleimhaut- und Drüsenveränderungen. Adenoide Wucherungen. Neigung zu Tubenkatarrh und Otitiden. Chronische Pharyngitis sicca. Rezidivierende Tonsillitis. Prostatahypertrophie. Zwergwuchs. Lipomneigung. Marasmus, Kachexie.

Arzneimittelbild:

1. Geist und Gemüt: *Geistig und körperlich zurückgebliebene Kinder; schüchtern,* weinerlich, ängstlich, menschenscheu, wollen *nicht reden,* spielen, lernen. Reizbar, *wissen nicht, was sie wollen.* Ausdruckslos, gefühllos, *stumpfsinnig. Mißtrauische, kindische, uneinsichtige alte Menschen. Nörgelsucht.* Unselbständig, *verlangsamt, vergeßlich, verwirrt.* Abneigung gegen Fremde. V: Kälte, *alles Ungewohnte. Verlangen nach Wärme.*

2. Leib: Gesicht blaß, *dümmlich, offener Mund.* Gefühl, *wie von Spinnweben im Gesicht.* Kopfschmerz mit Schwindel, *„als ob das Gehirn locker sei".* Funken- und Fleckensehen. Ohrgeräusche. Krachen beim Schlucken und Schneuzen; schwerhörig. Ausschläge hinter den Ohren. Nacken und Halsdrüsen verhärtet. *Schnupfen mit Schwellung der Oberlippe und Nase.* Nasenbluten. *Nasen-Rachenkatarrhe mit dickem, gelbem Schleim* oder trocken mit Krusten. Mund trocken, frühmorgens herausrinnender Speichel. Zahnfleisch blutet und weicht zurück, *Foetor ex ore.* Schwellung der Kieferdrüsen. *Tonsillitis bei jeder Erkältung.* Räuspern, Heiserkeit. Husten trocken, erstickend, Gefühl wie von Rauch beim Einatmen. V: nachts, Liegen, Wetterwechsel, feuchte Kälte. *Schmerzhaftes Leerschlucken, Konstriktionsgefühl beim Durchgang der Speisen, wie über eine wunde Stelle. Druck im Magen wie von einem Stein. V: beim Auftreten, Aufstoßen, warme Nahrung, beim Darandenken. Aufgetriebener Dickbauch, Kälte- und Leergefühl, als ob der Magen herunterhinge; lehnt Essen ab. Abneigung gegen Obst.* Herzklopfen mit Beklemmung beim Liegen links. Puls voll und hart. *Bradykardie. Erhöhter Blutdruck.* Stuhl knollig, hart, schmerzhaft, Kind fürchtet sich vor dem Stuhlgang. Durchfälle. Hervortretende Hämorrhoiden beim Wasserlassen. Harndrang, Inkontinenz. Nässen am Skrotum. Leistendrüsen hart. Vermindertes geschlechtliches Verlangen, vergrößerte Prostata, Hoden hart, schwach entwickelt. Abneigung gegen Koitus. Zerschlagenheitsschmerz zwischen den Schulterblättern, in den Gelenken Stechen und Reißen (Knie), Schwäche der Wirbelsäule, Steifheit im Sakrum; Fußsohlen schmerzen beim Gehen, brennende Schmerzen in den Beinen. B: durch Gehen. *Übelriechender Fußschweiß. Große Tagesschläfrigkeit, möchte immer liegen.* Haut ist trocken, rissig, juckt. Flechten, Warzen, Lipome, Haarausfall. Häufiges Erwachen, Sprechen, Zähneknirschen und Muskelzuckungen im Schlaf.

Verwendete Potenzen: D4, D6, D12, D30, D200.

Ähnliche Mittel: Conium, Calcium, Causticum, Graphites, Plumbum, Acidum nitricum, Antimonium crudum, Mercurius solubilis, Psorinum, Silicea, Iodum, Hepar sulfuris.

Calcium carbonicum Hahnemanni*) Austernschalenkalk
Calcarea carbonica ostrearum, Conchae praeparat.

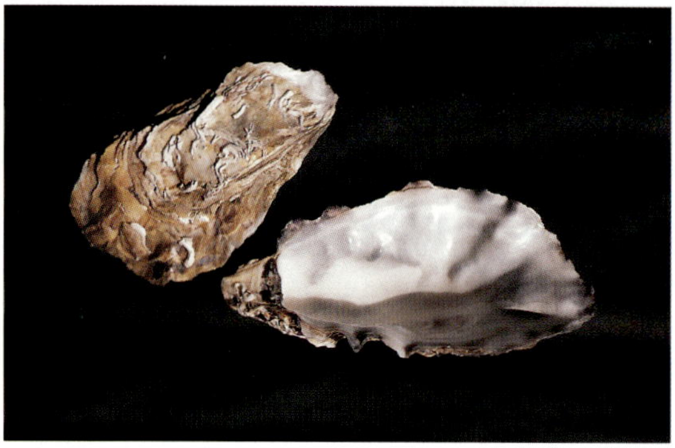

Abb. Austernschale (Ostrea edulis)

Einordnung: Weichtiere / Muscheln / Austern (Acephala)

Kennzeichnung, Lebensweise und Lebensraum: Die Austernmuschel (8–10 cm) lebt gesellig in Austernbänken an allen Küsten der europäischen Meere (ausgenommen Ostsee). Mit der größeren, schüsselförmigen Schale ist die Muschel auf dem Untergrund festgewachsen. Der Fuß ist verkümmert. Die Nahrung (Plankton) wird aus dem durch die Muschel ziehenden Wasserstrom gefiltert.

In der Homöopathie verwendet: Die zerkleinerte weiße Schicht der blättrig aufgebauten Schalen aus Kalziumkarbonat und geringen Beimengungen von Eisen, Mangan und Phosphaten. Die inneren und äußeren Schichten, die das Proteid Conchin enthalten, dürfen für die Zubereitung von Calcarea carbonica nicht verwendet werden.

Stoffliches: Die Bedeutung des Kalziums im Organismus ist vorwiegend an die Ca-Ionen geknüpft und liegt in deren antagonistischem Verhältnis einerseits zu Kalium und Natrium, andererseits zu Magnesium: kolloidale Systeme werden in ihrer Form erhalten – eine unerläßliche Voraussetzung für ihre Funktion im Zellgeschehen, weil davon die Durchlässigkeit der Biomembranen für Wasser, Ionen, aber auch für Gifte abhängig ist.

Wirkungsrichtung: ZNS. Lymphdrüsen. Epithelkörperchen, Schilddrüse. Gonaden. Knochen. Magen-Darmkanal. Haut, Schleimhäute. Muskeln.

Indikation: Konstitutionsmittel. Anfang- und Endmittel. Kalkstoffwechselstörungen, Spasmophilie, Tetanie, Mongolismus, Neigung zu Katarrhen der Augen, Ohren, Nase, Rachen, Kehlkopf, Bronchien. Asthma, Lungentuberkulose, Struma fibrosa, Tonsillitis, Durchfälle, Milchunverträglichkeit, Lithiasis, chronische Gastroenteritis. Amenorrhoe, Metrorrhagie, Hypermenorrhoe, Masturbation, Prostatahypertrophie, Enuresis. Muskel- und Gelenksrheumatismus, M. Scheuermann, Osteoporose, M. Bechterew, Arthrosis deformans. Milchschorf, Neurodermitis, Urtikaria.

---

*) Die Austernschale ist eine mineralische Absonderung der Muschel; LEESER reiht dieses Mittel daher unter die mineralischen Arzneimittel in der Homöopathie ein; dieser Auffassung wird hier gefolgt.

Arzneimittelbild:

1. Geist und Gemüt: *Träge, rasch müde, unkonzentriert,* verwechselt Worte. Weint leicht, ängstlich, *alle Arten von Befürchtungen.* Epileptische Anfälle nach Schreck und unterdrückten Ausscheidungsvorgängen. Kein Selbstvertrauen, *„redet nur mit Dienstboten", Angst im Dunklen, vor Alleinsein.*

2. Leib: Gesicht blaß, gedunsen, *großer Kopf, offener Mund, geschwollene Drüsen, dicker Bauch, wie eine umgestülpte Untertasse. Kalte Hände und Füße.* Auf dem Kopf *Gefühl eines Gewichtes,* Kopfweh zum Zerplatzen, halbseitig, Wallungen. *V: Föhn, Anstrengung, feuchte Kälte. Offene Fontanellen, starker Kopfschweiß,* Jucken, Augen rot, verklebt, Sehstörungen, Lichtscheu. *Erweiterte Pupillen.* Stiche in den Ohren, eitrige, blutige Sekrete, Ohrgeräusche, Schwerhörigkeit. Niesen, *Stock- und Fließschnupfen,* wunde Nasenlöcher, übelriechende Absonderung, Nasenbluten. *V: durch jeden Wetterwechsel.* Polypen. Morgendliche Heiserkeit, Hochräuspern von Schleim. Husten infolge Einatmens kalter Luft, reichlicher gelb-schleimiger Auswurf (auch blutig). Atemnot. *Beklemmungsgefühl in der Brust, starkes Herzklopfen mit Angst und Unruhe. Verlangen nach Luft. Unfähig, Treppen zu steigen. Große Müdigkeit und Schwäche.* Mund trokken, Zunge weiß belegt; Zahnfleischbluten. *Erschwerte verzögerte Zahnung.* Mandeln rot und geschwollen. In die Ohren ausstrahlende Stiche. *Großer Durst nach großen Mengen kalter Getränke. Kinder gefräßig. Verlangen nach Unverdautem, wie Kreide; Eier, Süßigkeiten, Eis. Abneigung gegen Gekochtes, Fett, Fleisch, Milch. Milch verursacht Erbrechen und Durchfälle.* Gefühl, als blieben Speisen im Hals stecken. *Magen und Darm aufgetrieben. Sodbrennen und lautes Rülpsen.* Rumoren. Obstipation, blutende Hämorrhoiden, Analprolaps. Unverdaute, sauer riechende chronische Durchfälle. *Kind riecht sauer.* Reizblase, Bettnässen. Harn dunkel, blutig, sedimentreich. Gesteigertes geschlechtliches Verlangen mit Schwäche, erregte Phantasie, Onanie; zu frühe Samenergüsse. *Regel zu früh, zu lange, zu stark; vor der Regel Frieren, Kopfschmerzen, Koliken. Ausfluß.* Brüste hart und geschwollen. Amenorrhoe als Folge von Erkältung, dafür Blutandrang (Kopf und Brüste). Schmerzen in allen Muskeln, Knochen und Gelenken. *Einschlafen der Glieder.* Spätes Laufenlernen. *Inneres Frieren. Partieller Schweiß.* Haut unheilsam, Eiterungsneigung. *Borken und nässende Ekzeme.* Warzen, Polypen. *Schlaflosigkeit infolge Gedankenzustromes des gleichen unangenehmen Gedankens,* Auffahren, Halluzinationen.

Verwendete Potenzen: D4, D6, D12, D30, D200.

Ähnliche Mittel: Barium carbonicum, Magnesium carbonicum, Sulfur, Silicea, Hepar sulfuris.

Calcium fluoratum, Calcium fluoricum, Calcarea fluorica

Kalziumfluorid

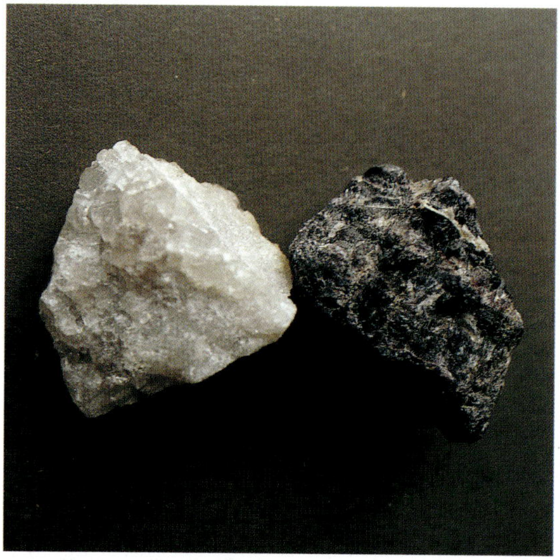

Abb. Flußspat

Kennzeichnung: *Calcium* (Ca) ist wesentlich weniger reaktionsfreudig als Magnesium. Es ist ein hellgraues, weiches, die Flamme ziegelrot färbendes, als Reduktionsmittel verwendetes Erdalkalimetall. *Fluor* (F) zählt zu den Halogenen. Es ist sehr reaktionsfreudig und giftig und verbindet sich mit den meisten Metallen bereits bei Zimmertemperatur. Flußsäure (HF) ist sehr aggressiv und löst sogar Quarz bzw. Silikate auf und setzt das Silizium frei.

Geochemie: *Fluorit* (Flußspat, CaF_2), Härte 3, würfelige oder oktaedrische Kristalle unterschiedlichster Färbung findet sich in magmatischen Lagerstätten in der pegmatitischen Zone, in kristallinen Gesteinen und fallweise in Sedimenten. Flußspat beschleunigt das Schmelzen (den Schmelzfluß) von Erzen – daher sein Name.

In der Homöopathie verwendet: mineralischer Flußspat.

Stoffliches: Kalziumfluorid ist wasserunlöslich, findet sich im Boden (besonders in vulkanischen Gebieten), in Pflanzen (Birkenblättern, Gräsern), in Tieren und Menschen (Zahnschmelz, Knochen, Haare, Nägel). Fluor scheint – im Überfluß zugeführt – die Biosynthese der Knochenmatrix zu hemmen, die oberflächlich sitzenden Anionen zu verdrängen und die Ionisation des Kalziums herabzusetzen. Fluormangel verursacht Karies.

Wirkungsrichtung: Sehnen, Bänder, Gelenkskapseln. Venen. Lymphdrüsen. Knochen.

Indikation: Chron. Entzündung des Lymphsystems. Bindegewebsschwäche. Drüsenverhärtung. Erkrankung der Knochen, Zähne, Faszien, Bänder. Konjunktivitis, Keratitis, Hordeolum, Chalazion, Pterygium, Katarakt. Otitis, Otorrhoe, Otosklerose, Cholesteatom, Paradentose. Sinusitis, Rhinophym. Tonsillitis. Hyperthyreose, Struma nodosum, Adenom. Pankreatitis. Hodentumor, Myom, Proktitis, Uterusprolaps, Fluor, Analfistel. Lumbago, Caput obstipum, Arthrosis deformans, Coxarthrose, M. Scheuermann, M. Bechterew, Osteoporose, Spondylose, Periostitis, Knochennekrosen. Varizen. Akne, Herpes, Pruritus, Fistelbildung. Lichtdermatitis, Haarausfall.

Arzneimittelbild:

1. Geist und Gemüt: *Morgens gesteigerte körperliche und geistige Aktivität. Gereizt, hastig,* „die Arbeit geht nicht rasch genug“. *Rasch ermüdet, unkonzentriert, Angst vor Anforderungen;* arbeitsunlustig; *Angst, finanziellen Mangel zu erleiden. Depression. V: geistige und körperliche Anstrengung, Licht, Geräusche, nach Schlaf, 3–5 Uhr, Hitze, Sonne, Alkohol. B: Wärme, fester Druck, Essen,* fortgesetzte Bewegung.

2. Leib: *Kongestiver Kopfschmerz.* B: frische Luft, Kalt-Abwaschen. Schwindel, Herzklopfen, Ohrensausen. Augen besonders betroffen. Kopfschmerz, besser durch Wärme. *Überempfindliches Gehör,* Ohrgeräusche, chronische Eiterung. *Empfindlicher Geruchsinn,* Geruchstäuschungen. Stockschnupfen, stinkende, gelb-grüne Krusten. Knochenschmerzen. *Zähne kariös, locker, schwarz, schmerzhaft. Fistelbildung. Verhärtete Drüsen. Sämtliche Organe des Halses sind auffällig betroffen.* Heiserkeit, Räusperdrang, Schluckbeschwerden. Eiterpfropfen aus den Mandeln. *Starke Erkältungsneigung.* Kitzel- und Krampfhusten. V: nachts, Kälte, Liegen. B: Abhusten von Schleim. *Vergrößerungsgefühl der Schilddrüse mit Pulsieren, Unverträglichkeit von Druck.* Beklemmung am Herzen, als ob es versagen wolle, Herzstechen. *Heißhunger, zornig, wenn er auf das Essen warten muß. Verlangen nach Salz, salzigen Speisen, Süßigkeiten, die nicht vertragen werden. Abneigung gegen Eier, Fleisch, Fett.* Sodbrennen, Völlegefühl. B: durch Blähungsabgang. Zwei Stunden nach der Mahlzeit erneut Hunger. *Abmagerung trotz großen Appetits.* Fettig glänzender Durchfall, gichtische Beschwerden nach Fett und Alkoholgenuß. Stuhl hart, schwarz, großknollig, schmerzhaft, als ob der After zerrissen werde. Hämorrhoiden. Stuhl gleitet zurück. Brennen, Jucken, Stechen und Nässen am Anus. Schmerzhaftes Wasserlassen, Harn trüb. Erloschene Libido, Blutungen aus der Gebärmutter, reichlich Fluor, ausstrahlende Schmerzen in die Schenkel. Varizen. Brüste schmerzen vor der Periode. Steifigkeit und Brennschmerz an Rumpf und Gliedern, Taubheitsgefühle, *Muskelzuckungen,* Neigung zu Deformation der großen Gelenke. Nächtliche Wadenkrämpfe. *V: linksseitig, Kälte, Zugluft, Wetterwechsel, Schweregefühl in den Beinen, blaue, durchscheinende Venen. Streckt nachts die Beine heraus, zieht sie wegen Kälte bald wieder zurück. Haut empfindlich, unheilsam, juckt und näßt. Eiterungsneigung.* Stellen schmerzen, auf denen man liegt. Sensibilitätsverlust. Alte Narben fangen an zu jucken. Fistelbildung. Stinkende Sekrete. Haarausfall. Brüchige und spröde Nägel. Übelriechender Schweiß. Frieren und *Zittern.*

Verwendete Potenzen: D4, D6, D12, D30, D200.

Ähnliche Mittel: Acidum fluoricum, Iodum, Arsenicum, Silicea.

Calcium phosphoricum, Calcarea phosphorica

Kalzium-Hydrogenphosphat

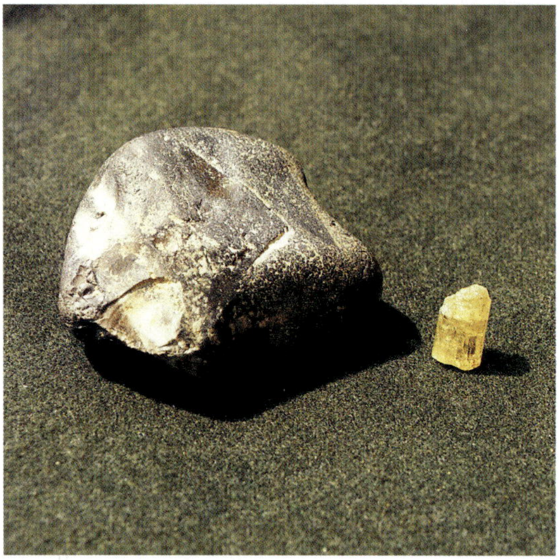

Abb. Phosphorit und Apatit (natürlich vorkommendes Kalziumphosphat)

Kennzeichnung, Geochemie: Kalziumphosphat findet sich (eher selten) als kristallisierter *Apatit:* Härte 5, meist in hexagonal-säuligen, gelbbraunen bis braunen Kristallen in magmatischen Lagerstätten in der pegmatitischen Zone sowie in kristallinen Gesteinen, die in größerer Tiefe erstarrt sind. *Phosphorit* ist ein Mineralgemenge von Apatit und anderen Phosphaten. Man findet es in Form knolliger Ablagerungen in sedimentären Lagerstätten als Rückstand fossiler Organismen. Es ist der häufigste Rohstoff zur Gewinnung natürlicher Phosphate.

In der Homöopathie verwendet: Kalzium-Hydrogenphosphat (Kalziumphosphat), durch chemische Umsetzung gewonnen.

Stoffliches: Phosphor ist für den Metabolismus des Kalziums im Organismus ein bestimmender Faktor. Kalziumphosphat ist für den Organismus ein lebensnotwendiges Salz; es ist für den Knochenaufbau und das *rasche* Knochenwachstum wichtig. Toxikologisch ist Kalziumphosphat nicht relevant.

Wirkungsrichtung: ZNS. Lymphdrüsen. Knochen. Schleimhäute. Magen-Darmkanal.

Indikation: Wachstums- und Entwicklungsstörungen, Neurasthenie, Schulkopfschmerz, Spasmophilie, Tetanie, Rachitis, Asthma, Anämie, Hypotonie, Adenoide, Konjunktivitis, Gerstenkörner, Fluor albus, Gelenksrheumatismus, besonders der kleinen Gelenke, Umknicken, Skoliose, Morbus Scheuermann, Ostitis, Periostitis, Osteomyelitis, schlecht heilende Frakturen. Kleinwuchs. Neurodermitis.

Arzneimittelbild:

1. Geist und Gemüt: Überempfindlich, nervös, *erethisch,* ungeduldig, ängstlich, *schreckhaft,* gehemmt, eifersüchtig. *Rasche geistige und körperliche Ermüdbarkeit,* unkonzentriert, vergeßlich. Abneigung gegen Arbeit, infantil, stupid. *V: beim Darandenken, durch Anstrengung, rasches Wachstum, Pubertät, Wetterwechsel, Durchnässung, Luftzug, Kälte.*

2. Leib: *Gesicht wachsartig blaß, Fontanellen schließen spät. Hals mager, Kopf wackelt hin und her infolge Schwäche der Wirbelsäule. Schwitzen, vorwiegend an Kopf und Hals. V: nachts.* Anämischer Kopfschmerz, *Schulkopfschmerz: dumpf, chronisch, mit Schwindel und Sehstörungen. Schmerz entlang der Knochennähte.* Ohrenschmerzen beim Schneuzen, Ekzemneigung, Schwerhörigkeit. Fließschnupfen im Freien, Stockschnupfen im Zimmer. Nasenbluten. Kalte Nasenspitze. Heiserkeit. Erschwerte und verlangsamte Zahnung, *früh kariös. Geschwollene Lymphdrüsen.* Adenoide Vegetationen. *Große Erkältungsneigung. V : kalte, nasse Füße, feuchte Kälte, Schneeschmelze, Temperaturwechsel.* Schluckbeschwerden, Tonsillen vergrößert und geschwollen. Trockener Kitzel- und Reizhusten mit Stechen hinter dem Brust- und Schlüsselbein, *Seitenstechen, V: Tiefatmen.* Lungensymptome alternierend mit Afterfistel. Nervöses Herzklopfen, *unwillkürliches Seufzen.* Kinder appetitlos und anämisch, *„Suppenkaspar". Verlangen nach Geräuchertem, Fleisch, Schinken, Wurst und Speck. Erbrechen von Muttermilch.* Magenschmerzen, Aufstoßen und Sodbrennen. *Nabelkoliken. Bauch eingezogen und schlaff. Grüne, heiße, spritzende Durchfälle mit stinkenden Blähungen. V: Zahnung, saftige Früchte, Kaffee, Eis. B: Essen, Wärme, warme Jahreszeit.* After wund, Hämorrhoiden. Schmerzen in den Hoden. Eiweißartiger Ausfluß, Uterusprolaps. Folgen von Entbindung und Krankheiten. Regel zu früh, reichlich mit Kopf- und Lumbalschmerzen. Neigung zu Masturbation vor der Regel. Schmerzen in allen Gelenken, Symphysen und Knochennähten. *Rükkenschwäche. Schmerz zwischen den Schulterblättern. Ileosakralgelenke wie gebrochen. Schwäche der Sprunggelenke.* Verzögerte Kallusbildung. *Kreuz- und Lendenschmerzen. V: Stillen und Kindtragen. Torticollis.* Rheumatismus der Muskeln und Gelenke. *„Waschfrauenrheuma."* V: Frühjahr, Herbst, Wetterwechsel. Spätes Laufenlernen, *Wachstumsschmerzen.* Friert leicht, kalte Extremitäten. Nachtschweiß, besonders Kopf und Hals, säuerlich riechend. Akne, Pusteln, schuppende Ausschläge.

Verwendete Potenzen: D3, D4, D6, D12, D30, D200.

Ähnliche Mittel: Calcium, Calcium fluoratum, Silicea, Magnesium carbonicum, Ferrum phosporicum.

Carbo vegetabilis und Carbo animalis

Holzkohle und Tierkohle

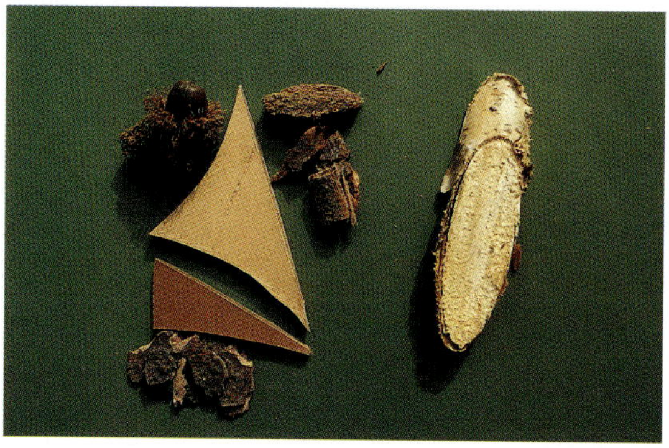

Abb. Links: Rindsleder lohgar, mit Gerbstoffen: Eicheln und Eichenrinde (hell) bzw. Fichtenrinde (dunkel). Rechts: Birkenholz

Darstellung: *Carbo animalis:* ausgeglühte Kohle von lohgarem Rindsleder. Zur Herstellung der Lohe verwendet man gerbsäurehaltige natürliche Ausgangsstoffe, wie Eichenrinde, Eicheln usw. *Carbo vegetabilis:* ausgeglühte Kohle von Birkenholz (seltener: Weide, Pappel, Rotbuche).

Stoffliches: Als Reinstoff seit langem als allgemeines Adsorptions- und Entgiftungsmittel bekannt. In homöopathischer Zubereitung spielen diese Funktionen keine Rolle mehr, sondern es scheinen Abwehrmechanismen mit Entgiftungseffekten (z. B. das retikuloendotheliale System) spezifisch angeregt zu werden.

Wirkungsrichtung: ZNS. Lymphdrüsen. Schleimhäute des Magen-Darmkanals. Herz. Neoplastische Beziehungen (besonders Carbo animalis). Blut, Kreislauf, Gasaustausch (besonders Carbo vegetabilis).

Indikation Carbo vegetabilis: Chronische Krankheitszustände mit schlechter Reaktion und schleichendem Verlauf. Allgemeiner Kräfteverfall. Infektionskrankheiten mit Kollapszuständen, Schockfolgen. Glossitis aphthosa, Laryngitis mit chronischer Heiserkeit. Asthma cardiale et bronchiale. Emphysem, Lungenödem, verschleppte Pneumonie, chronische Bronchitis. Pertussis. Herzschwäche mit Dyspnoe. Gastrokardialer Symptomenkomplex. Dyspepsie, Flatulenz. Gastritis, Enteritis, Hämorrhoiden, Venenstauung, Ulcera cruris, Phlegmone, Furunkel, Karbunkel, Lupus erythematodes, Ekchymosen, Sugillationen. Neigung zu septischer und gangränöser Entzündung der Drüsen und der Haut. Maligne Entartung. Leukämie.

Indikation Carbo animalis: Ulcus molle, Portioerosion, Mycosis fungoides, Schwächezustände nach Laktation und Menstruation, bei Kavernen (Kältegefühl in der Brust). Folgen von Pleuritis (Stiche in der Brust) sprechen für Carbo animalis. Palliativum bei karzinomatösen Prozessen.

Arzneimittelbild:

1. Geist und Gemüt: Reizbare Schwäche. Schwaches Gedächtnis, verlangsamt, verwirrt (will allein sein; Carbo animalis). *Indifferent. Angst und Unruhe abends, vor der Dunkelheit,* Furcht vor Gespenstern, vor dem Sterben. *Verlust der Lebenswärme.*

2. Leib: *Erkältlichkeit. Inneres Brennen. Venöse Stauungen, passive dunkle Blutungen, übelriechende Sekretion. Kollapszustände mit kaltem Schweiß und Verlangen nach frischer Luft.* Gesicht blaß, gelblich, zyanotisch, gedunsen. In den Höhlen tiefliegende Augen, kalter Schweiß. *Bereits am Morgen große Mattigkeit, kalter Atem, Ohnmachtsneigung,* Zerschlagenheitsgefühl. Blutandrang mit Vergrößerungs- und Schweregefühl am Kopf. V: Alkohol. Dumpfer Hinterkopfschmerz beim Husten. Schwindel, Sehstörungen, Ohrenklingen und Übelkeit. *V: geringste Bewegung, nach Schlaf. Nasenbluten.* Zahnfleisch aphthös. Foetor ex ore. *Krampfhafter Husten mit Brennen auf der Brust, wenig Auswurf, Kurzatmigkeit und Beklemmung. V: feucht-warmes Wetter, nach dem Essen. B: Aufstoßen. Keuchen und Rasseln bei alten Menschen, können nicht abhusten. Zyanose. Chronische Heiserkeit, abends, beim Sprechen. Anhaltendes Herzklopfen mit Angst,* aussetzender Puls, Dyspnoe. *Verlangt nach frischer Luft trotz Kälte und Zyanose. Leib aufgetrieben,* in den Rücken ausstrahlende Schmerzen. *V: Milch, Fett, Alkohol. Ekel vor Fleisch. Verlangen nach Saurem, Salz, Obst und Alkohol. Große Müdigkeit nach dem Essen.* Ranziges Aufstoßen, *Hochkommen von Wasser;* Kneifen im Leib, reichlich stinkende Blähungen. Stuhl hart, dünn; brennt und stinkt. *Klebrige, ätzende Flüssigkeit aus dem Rektum.* Stuhl- und Harninkontinenz. Bläuliche Knoten an Anus und Vulva. Regel zu stark, zu früh, scharf, *extrem schwächend.* Ausfluß, *Sickerblutung aus den Geweben. Glieder kalt von den Knien abwärts.* Varizen. Haut blaurot marmoriert, juckt. *Stinkende Geschwüre.* Drüsenverhärtung, maligne Entartung. Präkanzerose. Wandelnde Gelenks- und Nervenschmerzen, Muskelzucken, Steifheit und Schwäche der Wirbelsäule. *Kraftlosigkeit. Eiskalter Schweiß mit Todesangst.*

Verwendete Potenzen: D4, D6, D12, D30, D200.

Ähnliche Mittel: Carbo animalis, Arsenicum, Veratrum, Tabacum, Lachesis, China, Helonias.

Im allgemeinen entspricht *Carbo animalis* dem AMB von Carbo vegetabilis, wird aber bei Drüsentumoren (hart, blaurot, indolent, Gefühl des Brennens) an Parotis, Hoden, Mamma und Uterus bevorzugt. Die Kachexie ist größer, die Vitalität mehr herabgesetzt. Die Verdauungsschwäche ist durch das Gefühl von „Hinsein und Leere“, mit einer noch größeren Verschlechterung durch Essen, Magenleiden mit Kältegefühl, Aufstoßen nach Speisen nach langer Verweildauer gekennzeichnet (Flatulenz eher Carbo vegetabilis).

Causticum Hahnemanni

Ätzstoff ohne Kalium

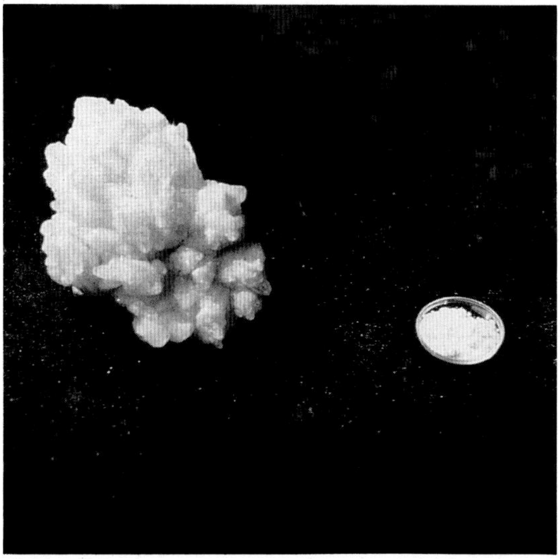

Abb. Calcit und Ätzkalk

Darstellung: Durch *Erhitzen* von *kohlensaurem Kalk* $CaCO_3$ (Kalkstein, Marmor) auf über 900° C entsteht unter Entweichen von CO_2 Kalziumoxid CaO (= gebrannter Kalk). Dieser zerfällt nach *Befeuchtung* unter typischer Geruchsentwicklung („Kalkdunst") und unter Wärmeabgabe zu einem weißen Pulver („Löschkalk"). Wird dieses mit Wasser und Kaliumhydrogensulfat nach Vorschrift des HAB erhitzt, läßt sich ein *klares Destillat* gewinnen, das wie Ätzkalk riecht und kratzend schmeckt. Das frische Präparat hat pH 8–8,5 (nach einiger Zeit auf pH 7,5 absinkend). Im Destillat läßt sich Ammoniak nachweisen.

In der Homöopathie verwendet: Ätzstoff, nach der beschriebenen Methode gewonnen.

Stoffliches: Der Reinstoff Causticum greift die Atemwege ätzend an und ruft einen katarrhähnlichen Symptomenkomplex hervor; auf der Haut verursacht er juckende Ausschläge. Eine toxische Wirkung von Causticum ist nicht bekannt. Das Präparat sollte (nach LEESER) den Ammoniumverbindungen zugesellt werden.

Wirkungsrichtung: ZNS; Schleimhaut (Rachen, Kehlkopf), vegetative Nerven der Harnblase und des Mastdarms.

Indikation: Folgen von erschöpfenden Krankheiten, langer Überforderung, Verbrennungen, Unterdrückung einer Elimination. Lähmungen, paralytisch oder paretisch. Spasmen, Konvulsionen, Epilepsie, Chorea. Grippe, Grippehusten, Heiserkeit, Asthma. Kopfschmerz mit Sehstörungen, chronische Tracheitis und Laryngitis, Tinnitus aurium, Neuralgien, Neuritiden, Dyspepsie, chronische Zystitis, Polyurie, Harntenesmen, Enuresis, Incontinentia urinae, Obstipation, Stuhltenesmen, brennende Hämorrhoiden, Ischias mit Taubheitsgefühl, Arthritis deformans, Sehnenverkürzung, Muskelkontraktionen, Gicht. Warzen, Rhagaden, Papillome. Trockene, brennende Ekzeme. Präkanzerose.

Arzneimittelbild:

1. Geist und Gemüt: *Körperliche und geistige Schwäche,* nervös, ärgert sich über Kleinigkeiten, *sieht alles von der schwärzesten Seite.* Ängstliche Vorstellungen, *als stünde ein Unglück bevor. Angst vor der Dunkelheit. Übertrieben mitleidig, rührselig,* schweigsam, melancholisch, depressiv. Gedächtnisschwäche. *Folgen von Kummer.* V: Neumond, Pubertät, Menstruation.

2. Leib: *Charakteristisch: Brennschmerz, Wundheit wie von rohem Fleisch. Örtlich begrenzte Lähmungen, vorwiegend rechts.* Sorgenvoll, *Gesicht gelblich, oberes Augenlid hängt herab.* Ekzemneigung auf der Kopfhaut, den Lidern, hinter den Ohren, eitriger Ohrfluß, Verstopfungsgefühl; Stechen im Ohr und Kiefer. Widerhall der eigenen Stimme. Augen entzündet, Sandgefühl, Sehstörungen, beißender Tränenfluß. *Ptose.* Stirnkopfschmerz: klopfend, ziehend, zusammenpressend, mit *Schwindel. V: Lesen, Schreiben. Nase wund, trocken, Krustenbildung. V: morgens Räusperdrang. Heiser stimmlos.* Heftiges Halsweh. *Im Kehlkopf und entlang der Luftröhre Gefühl von Wundsein;* Kitzelhusten. *Trockener, rauher, tiefklingender Husten* mit Schmerzen in der Brust, in der rechten Hüfte, zähsitzender Schleim wird geschluckt. *B: durch einen Schluck kalten Wassers. V: Bettwärme. Unwillkürlicher Harnabgang beim Husten, Niesen, Gehen, Schlafen.* Herzklopfen mit Atembeklemmung und Angst. Großer Durst. Schlund wie zu eng. *Abneigung gegen Süßigkeiten, Verlangen nach Geräuchertem. V: Fleisch, Kaffee.* Leerheitsgefühl im Magen. *B: Essen. Gefühl wie von rohem Fleisch im Magen mit vergeblichem Drang aufzustoßen.* Reichlich Blähungen. *Nach dem Essen* unüberwindliche *Schlafsucht* (selbst im Reden und Stehen). Rhagadenbildung auf den Lippen, brennende Bläschen im Mund. *Zunge schwer, in der Mitte rot, an den Rändern weiß belegt;* undeutliches Sprechen. Vergeblicher Stuhldrang, muß stark pressen. *„Stuhl kann nur im Stehen entleert werden", unfreiwilliger Abgang,* Stuhl hart, klein, fettig, bleistiftartig. Afterfissuren, Hämorrhoiden. *Harninkontinenz.* Harnverhaltung der Wöchnerinnen. Harn reich an Uraten. *Regel fließt nur tagsüber. Schwäche mit Durchfall während und nach der Menstruation.* Leukorrhoe. V: nachts, tagsüber nicht. Haut unheilsam, trocken, juckend und brennend. Ekzemneigung. *Warzen hart, trocken, breit und flach* an Gesicht und Händen. Drüsen entzündet, eitrig, verhärtet. *Rheumatische Schmerzen in Gelenken, Sehnen und Muskeln mit Neigung zu Versteifung, Schwellung, Deformierung. Verkürzungsgefühl.* Muskelzuckungen. Unsicherer Gang, Zittern und Schwäche der Glieder, Taubheitsgefühle. Reißende, brennende Nervenschmerzen. V: trockene Kälte, Wind, Schönwetter, Ruhe, Aufstehen vom Sitzen. B: Bettwärme, feuchtes Wetter, Kaltanwendungen. *Bedürfnis nach Bewegung, Strecken und Dehnen, Seufzen und Gähnen.* Nächtliche Unruhe in den Beinen.

Verwendete Potenzen: D4, D6, D12, D30, D200.

Ähnliche Mittel: Gelsemium, Kalium carbonicum, Ammonium carbonicum, Eupatorium, Rhus toxicodendron, Cantharis.

Hydrargyrum sulfuratum rubrum, Cinnabaris Roter Zinnober
Mercurius sulfuratus ruber Rotes Quecksilbersulfid

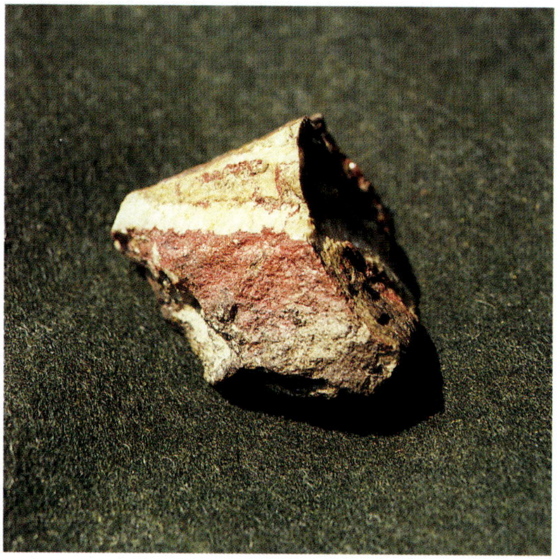

Abb. Zinnober (= Rotes Quecksilbersulfid)

Kennzeichnung, Geochemie: Roter Zinnober (HgS), Härte 2–2½, in meist derben Aggregaten in hydrothermalen Lagerstätten; ist das wichtigste Quecksilbererz. Das schon bei Zimmertemperatur flüssige und flüchtige, giftige Metall Quecksilber (Hydrargyrum, Hg) wird durch Rösten gewonnen. Es findet vielseitige Verwendung. Die wichtigsten Hg-Verbindungen sind Hg(I)-Nitrat, Hg-Alkyl- bzw. Hg-Phenyl-Verbindungen (als Saatgutbeizmittel, Fungizide), Hg-Dimethyl (wird von Bakterien des Faulschlamms gebildet und ist besonders toxisch) sowie Amalgame mit anderen Metallen. Quecksilber zählt zu den wichtigsten Umweltgiften. Wegen seiner Speicherfähigkeit wird es im Verlauf verschiedenster Nahrungsketten angereichert (in organischer Verbindung bis zu 80%).

In der Homöopathie verwendet: verriebener Zinnober. Dilutio ab D6.

Stoffliches: Der größte Teil des Hg wird über die Nahrung aufgenommen. Ein anderer Teil gelangt von der Nasenschleimhaut direkt über die Lymphbahnen ins Gehirn. Auch durch unverletzte Haut erfolgt rasche Aufnahme. Quecksilberspeicherung erfolgt in komplexer Form vornehmlich im retikuloendothelialen Gewebe, in den Nieren, in der Leber und im Gehirn. Bei In-vitro-Versuchen kam es in menschlichen Lymphozyten zu Fragmentierung und Nondisjunction des X-Chromosoms. In Knochenmarkskulturen traten vermehrt Chromosomenbrüche auf.

Wirkungsrichtung: Wie *Mercurius solubilis* (siehe dort). Besonders Nasen- und Nebenhöhlenschleimhaut.

Indikation: Erkältlichkeit (immer wiederkehrender Schnupfen), subakute und chronische Sinusitis und Rhinitis, Ziliarneuralgie, Halsentzündungen mit Trockenheitsgefühl, Kehlkopfentzündung mit Heiserkeit und Husten, besonders bei Masern (STAUFFER).

Arzneimittelbild:

1. Geist und Gemüt: ähnlich wie Mercurius solubilis.
2. Leib: Gesicht stark gerötet. Blutandrang zum Kopf, heftiger Stirnkopfschmerz, *schmerzhafter Druck an der Nasenwurzel, wie von einer schweren Brille, V: durch Schneuzen und Bücken.* Augen gerötet, schleimig-eitrige Sekretion; schießende, stechende Schmerzen in den Augenhöhlen, vom inneren Augenwinkel ausstrahlend in die Schläfen. V: nachts, durch Temperaturreize, Feuchtigkeit. B: in Ruhe, in frischer Luft. *Große Erkältlichkeit. Schleimig-eitriger, gelb-grüner Schnupfen. Schleim rinnt von den hinteren Choanen in den Rachen hinab. Nasenbluten. Rachen und Hals trocken,* rot und geschwollen, ulzeriert. Heiserkeit und Husten (Masernhusten). Nach dem Essen Blutandrang zum Gesicht mit Kopfschmerz und Nasenbluten. Schleimig-eitrige, grün-gelbe Absonderung aus der Urethra, Rötung und Schwellung der Harnröhrenmündung. Im Genitalbereich feurig rote, zur Geschwürsbildung neigende Hauterscheinungen, *leicht blutende Warzen* bei Berührung.

Verwendete Potenzen: D4.

Ähnliche Mittel: Mercurius, Kalium bichromicum, Hepar sulfuris, Hydrastis.

Cuprum metallicum Metallisches Kupfer

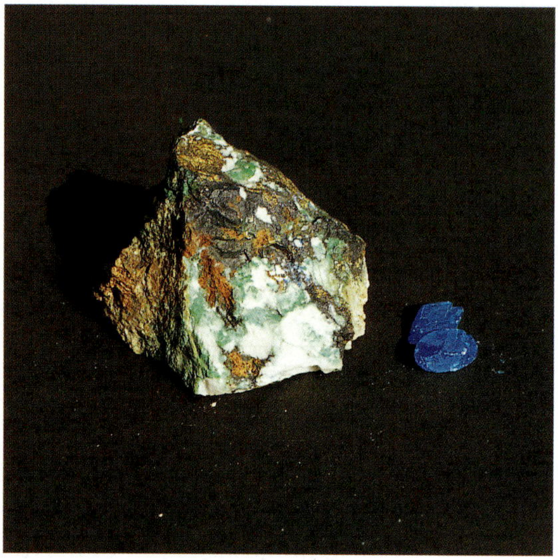

Abb. Kupfererze: Kupferkies (goldfarben), Malachit (grün), Fahlerz (dunkel), Azurit (blau). Daneben Kupfervitriol

Kennzeichnung, Geochemie: Der Name stammt von „cyprium" (= Zypern), dem klassischen Fundort dieses Buntmetalls. Wichtigstes Erz ist *Kupferkies* (Eisenkupfersulfid, $CuFeS_2$), Härte 3–4, goldglänzend, Pulverfarbe grünschwarz; *Fahlerz* (Sulfide des Kupfers mit Antimon, Blei, Zink u. a.); *Malachit* und *Azurit* (Kupferkarbonate grün bzw. tiefblau), Härte $3^1/_2$ bis 4; alle in hydrothermalen Lagerstätten. Kupfer (Cu) ist ein guter Leiter für Wärme und Elektrizität, wird in der Elektroindustrie, für Wasserleitungsrohre, Destillationsanlagen usw. verwendet. Kupferverbindungen dienen als Pflanzenschutzmittel (z. B. als Fungizide).

In der Homöopathie verwendet: Metallisches Kupfer, durch mehrere Reinigungsprozesse gewonnen.

Stoffliches: Cu ist ein wichtiges Spurenelement. Bei Mangel kommt es zur Abnahme der Zytochrom- und Katalaseaktivität in den Geweben, zu neurologischen Symptomen, Entzündungen, Spontanfrakturen, Störungen des Herzrhythmus. Kupfer ist Bestandteil vieler Oxidationsenzyme; Serum-Cu ist bei allen Infekten, malignen Tumoren und Schilddrüsenerkrankungen erhöht und bedeutet Cu-Mangel, weil die Kupferspeicher in der Leber entleert werden. Als Präparat sollte es mittags verabreicht werden. Akute Cu-Vergiftungen sind selten (Cu-Salze reizen zum Erbrechen), chronische Vergiftungen äußern sich in krampfartigen Syndromen, Schwindel, Zyanose, Verdauungsstörungen.

Wirkungsrichtung: ZNS. Bronchien. Glatte und quergestreifte Muskulatur. Magen-Darmkanal.

Indikation: Erschöpfung. Erkrankungen, die mit Spasmen und Krämpfen einhergehen: Epilepsie, Chorea, Konvulsionen, Keuchhusten, Asthma, Magen-Darmkoliken, akute Gastroenteritis mit Brechdurchfall. *Folgen von Unterdrückung eines Exanthems, einer erschwerten Dentitio, einer schwierigen Geburt.* Muskelkrämpfe.

Arzneimittelbild:

1. Geist und Gemüt: Kontaktfähig, *reagiert übermäßig auf Eindrücke (auch auf Arzneigaben). Schreckhaft,* ruhelos, schwatzhaft; traurig, als ob ein Unglück bevorstünde, Angst, verrückt zu werden; argwöhnisch. *Wut- und Krampfanfälle, Bewußtlosigkeit, Schaum vor dem Mund.* V: nachts, periodisch, linksseitig. Folgen von Ärger, Überanstrengung. Hitze, kalte Luft, Berührung. B: einsetzende Sekretionen, Druck.

2. Leib: Erbrechen. Gesicht blaß, gelblich, alt aussehend, halonierte Augen, blaue Lippen. *Rollen der Augäpfel bei geschlossenen Augen.* Kopfschmerz mit Blutandrang und Schwindel. V: Aufwärtsblicken, Berührung, Bücken. *„Gefühl, als werde kaltes Wasser über den Kopf geschüttet“*, Verdrehen der Augen, epileptiforme Krämpfe von unten nach oben steigend, Beugung der Finger oder Zehen, des Daumens in die Handflächen, mit einem Schrei. Schaum vor dem Mund, *Zyanose,* Harn- und Stuhlentleerung. *Große Erschöpfung. V: Unterdrückung von Hautausschlägen oder Schweiß, Durchnässung, Weinen, Pubertät, Geburtstrauma, Schreck, bei Neumond, erschwerte Zahnung.* In den Ohren Dröhnen und Läuten. Heiserkeit bis Stimmverlust. Kehlkopf stark berührungsempfindlich. *Erstickungsanfälle,* trockener, *anfallsartiger Husten,* reichliches Schleimrasseln – den Atem raubend –, Starrwerden des Körpers. Auswurf schwer, spärlich. Zusammenschnüren am Herzen, schnappende Atmung, „muß sich in Todesangst aufsetzen“. *Nachfolgende Erschöpfung. V: 23–1 Uhr. Haut blau und kalt, kalter Schweiß. V: nachts, vor der Regel. Metallischer Geschmack, Speichelfluß, heftiger Durst auf kaltes Wasser. Konstriktion der Speiseröhre,* Getränke rollen gurgelnd die Speiseröhre hinunter. *Brechwürgen, glaubt sterben zu müssen. Anfallsartig auftretende Koliken. Leib gespannt. V: Berührung, Abkühlung, B: Schwitzen, Kalt-Trinken. Gefühl wie von einem Dolchstoß quer durch den Bauch bis in den Rücken.* Wäßrige, grünliche, blutende Durchfälle mit Tenesmus, Kälte und Erschöpfung wechseln mit Verstopfung. Urin spärlich, dunkelrot. Unterleibskrämpfe, besonders vor der Regel mit Konvulsionen. Vaginismus. Hautjucken; Akne, Pustelbildung, nässende Ekzeme in den Gelenkbeugen, rote Flecken. Lymphknotenschwellung. Geschwürsneigung. *Muskelkrämpfe* mit bleierner Lähmigkeit des Rückens, *in Waden,* Beugern. Koordinationsstörungen, Sehnenhüpfen. *Schmerzen in den Knochen „wie zerbrochen“,* Neuralgien, Konvulsionen. Krampfadern. Kalter Schweiß mit viel Frieren.

Verwendete Potenzen: D6, D12, D30, D200.

Ähnliche Mittel: Arsenicum, Belladonna, Cicuta, Argentum nitricum, Zincum, Veratrum.

Ferrum metallicum

Metallisches Eisen

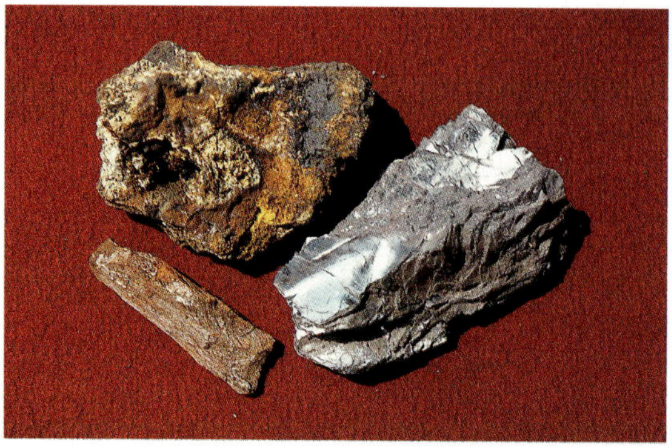

Abb. Eisenerze Limonit und Hämatit (rechts). Darunter: Spiegeleisen

Kennzeichnung, Geochemie: Als oxidisches Erz in hydrothermalen Lagerstätten: *Hämatit* (Roteisenstein, Blutstein, Eisenglanz, Fe_2O_3), Härte 6½, dunkel, Metallglanz, Pulverfarbe: rot; *Limonit* (Brauneisenstein, $Fe_2O_3.nH_2O$), okkerfarben, erdig. In der liquidmagmatischen Zone: *Magnetit* (Magneteisenstein, F_3O_4), Härte 5½, schwarz, Metallglanz, Pulverfarbe schwarz, oktaedrische Kristalle, magnetisch. *Siderit* (Eisenspat $FeCO_3$), Härte 4, gelb bis braun, Pulverfarbe: weiß, rhomboedrische Kristalle nach Verdrängung des Kalziums durch Eisen in Karbonatgesteinen entstanden. Selten als *gediegenes Eisen* (z. B. Meteoreisen). Eisen wird vielseitig verwendet und ist ein häufiges Element (in der Erdrinde 5%). Eisenhaltige Silikate (z. B. Feldspate) sind Ausgangsmaterial der Tonminerale und spielen bei der Bodenbildung eine bedeutende Rolle.

In der Homöopathie verwendet: metallisches Eisen (Feilspäne), phosphorsaures oder pikrinsaures Eisen.

Stoffliches: Eisen ist für Pflanzen, Tiere und den Menschen gleichermaßen wichtig. Im Verlauf der Evolution haben Myoglobin (als O_2-Speicher) und Hämoglobin (als O_2-Transporteur) Bedeutung in der Atmungsfunktion erlangt. Eisenmangel bedeutet daher auch Sauerstoffmangel. Bei der Vielseitigkeit der Stoffwechselaufgaben kann eine konstante Fe-Konzentration nur durch eine abgestimmte Wechselbeziehung zwischen Aufnahme und Ausscheidung, Aufbau und Abbau, Depotentleerung und Depoteinlagerung bewältigt werden. Änderungen im Eisenhaushalt lassen auf veränderte physiologische bzw. pathologische Verhältnisse rückschließen.

Wirkungsrichtung: Blut (Hämoglobin). Gefäße. Fibröses Gewebe der Muskeln und Gelenke. Magen-Darmkanal. Ovarien.

Indikation: Subfebrile Temperatur, fieberhafte Initialzustände (Mittelohrentzündung, Grippe, Rachen-Kehlkopfkatarrh), Anämie, Migräne, Neuralgien, Regelstörungen, Menorrhagie, Enuresis, nervöse Herzbeschwerden, Bronchopneumonie, Pneumonie, Gastroenteritis, Magen- und Pankreasinsuffizienz. Muskel- und Gelenksrheumatismus (Schulter-Armsyndrom linksseitig).

Arzneimittelbild:

1. Geist und Gemüt: *Überempfindlich gegen Geräusche, Zugluft, kalte Luft, Aufregungen. Reizbare Schwäche.* Wechsel der Stimmung. Ärgerlich, erregt durch Widerspruch, hysterisch. Müde, unkonzentriert, verwirrt, „kann sich nicht aufraffen". *V: in Ruhe, nach dem Essen, periodisch.*

2. Leib: *Neigung zu Blutwallungen, unregelmäßiger Zirkulation und hellroten Blutungen. Gesicht gerötet in der Erregung, fleckig (Pseudoplethora),* sonst fahl. *Kopfschmerz, „als wolle alles zerspringen", Kopf heiß, Extremitäten kalt. Klopfender Hinterkopfschmerz. Schwindel,* Ohrensausen und Nasenbluten. Migräne. V: in der Ruhe, Lageveränderung, Husten, Bücken, Ansehen von fließendem Wasser, nach der Periode. B: Liegen, mäßige Bewegung, in frischer Luft. Kopfhaut empfindlich mit Haarausfall. Augen und Lider entzündet, geschwollen. Tränen. Schwellung der Schilddrüse. Heiserkeit, *trockener Husten, schleimig-blutiger Auswurf nach dem Niederlegen,* Atemnot, *Beklemmung und Angst. Verlangt nach Bewegung. V: Aufregung, Anstrengung, warm Trinken. Unwillkürlicher Harnabgang beim Husten.* Wechsel zwischen Heißhunger und Appetitlosigkeit, zwischen Durst und Durstlosigkeit. *Verlangt nach Butter, Brot, Rohem und Saurem, Unverträglichkeit und Abneigung von Fleisch, Eiern, Bier, Saurem und Tee.* (Langsame Verdauung.) Aufstoßen, nach dem Essen *Hochkommen des Genossenen,* mit oder ohne Erbrechen oder erst gegen Mitternacht. Wechsel von Durchfall und Verstopfung. *Unverdaute schmerzlose Durchfälle,* Analprolaps, nächtliches Afterjucken, Hämorrhoiden, Kongestion zum Herzen mit Beklemmung, *hartes Herzklopfen infolge Erregung oder Anämie. Puls schnell und voll, aber weich und unterdrückbar.* Nierengegend druckempfindlich, schmerzhafter Harndrang, unwillkürlicher Harnabgang, auch tagsüber; schleimig, blutig, alkalisch mit Sedimenten. Gesteigerte sexuelle Erregbarkeit, Pollutionen. *Vikariierende Blutungen.* Abortusneigung. Menses stark, hellrot, lang, klumpig mit wehenartigen Schmerzen, Akne. *Periode ausbleibend, verspätet,* dabei Wallungen zum Kopf. *Sehr hernehmend.* V: nachts. Kalte Hände und Füße. Fluor schwach, milchig, wäßrig, scharf. Rheumatoide Schmerzen in Muskeln, Gelenken (Hüftgelenk, Rückenmuskulatur, *linke Schulter*). Reißend, stechend, bohrend, lähmend. *V: nachts, früh, periodisch, in Ruhe.* Stauung und Schwellung. *B: durch herumgehen.* Haut fahl, blaß, Pigmentflecken, Akne, erweiterte Venen. Unruhiger Schlaf, oftmaliges Erwachen mit Hitzewallungen.

Verwendete Potenzen: D4, D6, D12, D30, D200.

Ähnliche Mittel: Aconitum, Arsenicum, Iodum, Rhus toxicodendron, Phosphorus, Hedera, China, Chininum arsenicosum, Natrium chloratum, Calcium phosphoricum.

Graphites

Graphit, Reißblei

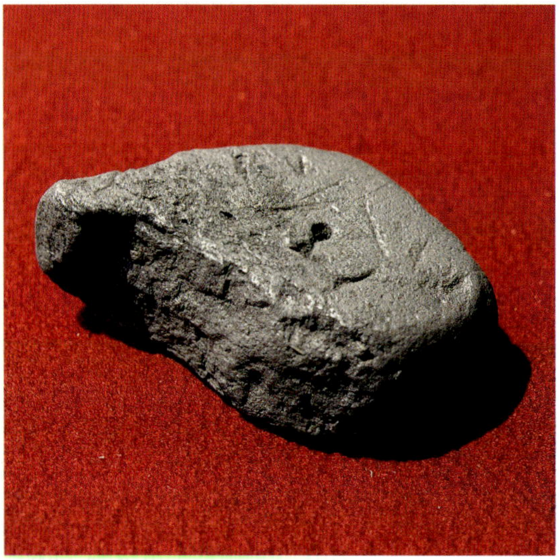

Abb. Graphit

Kennzeichnung, Geochemie: Hexagonale Form des kristallisierten Kohlenstoffs (Carbonium, C), Härte 1, stahlgrau, matt, fettig-schuppig, Pulverfarbe: grau, abfärbend. Graphit ist nicht brennbar und schmilzt bei 3800° C. Der Name Graphit kommt aus dem Griechischen: graphidion = Griffel, Schreibstift. Graphitvorkommen gehen auf Kohlenlager zurück, die durch tektonische Kräfte verdichtet worden sind (Graphitschiefer). Verstreut findet sich Graphit in Form von winzig kleinen Ausscheidungen in vielen magmatischen Gesteinen und Meteoriten.

In der Homöopathie verwendet: natürlich vorkommender Graphit; er enthält neben Kohlenstoff auch etwas Kieselsäure, Eisen, Mangan und andere Stoffe in Spuren.

Stoffliches: Ein Graphitkristall besteht aus vielen flachen Riesenmolekülen (C_n), die stockwerkartig übereinander geschichtet sind. Jedes Riesenmolekül ist aus vielen Sechsecken zusammengesetzt, deren Eckpunkte von C-Atomen gebildet werden. *Ruß* besteht aus kleinen Graphitschüppchen; als Verbrennungsrückstand trägt er in zunehmendem Maß zur Verunreinigung der Atemluft bei und ist durch die angelagerten Umweltgifte (Teer, Stäube) zu einem Gesundheitsproblem geworden.

Wirkungsrichtung: Haut; Haare, Nägel. Äußeres Auge. Mastdarm.

Indikation: Konstitutionsmittel. Chronische Ekzeme mit Geschwürsneigung, Keloide, rezidivierendes Erysipel, Nagelstörungen, Fissuren, Rhagaden, Bartflechte, Kontrakturen, Katarrhe (Augen, Nase, Kehlkopf, Magen, Darm), Subazidität, Meteorismus, Obstipation, Diarrhoe, Colica mucosa, Analfissuren, Skrotalekzem, Fluor, Impotenz, Frigidität, Hypothyreose, Hypogenitalismus.

Arzneimittelbild:

1. Geist und Gemüt: Schreckhaft, *arbeitsunlustig und -unfähig,* vergeßlich, *verlangsamt,* dumm, apathisch. Furchtsam, *weint bei Musik, voller Befürchtungen,* denkt an den Tod. Übellaunig, unverschämt, faul, phlegmatisch. *V: morgens, Kälte, Lichtreize, Musik. B: Warm-Einhüllen, Ruhe, Nichtstun, Essen.*

2. Leib: Gesicht blaß, gelb, gedunsen, Schmerzen im Hinterkopf, Stirne und Schläfe, z. T. *halbseitig,* Schwindel und Übelkeit. Taubheitsgefühl. Am Kopf übelriechender nässender Ausschlag mit Haarausfall. Lider und Augen gerötet, verklebt, scharfe Tränen, Lichtscheu; Neigung zu Gerstenkörnern und Geschwüren. *Trockene und nässende Ekzeme in und hinter den Ohren, mit honiggelber Absonderung, stinkend wie Heringlake;* Ohrgeräusche beim Schneuzen, Schwerhörigkeit. *Naseneingang geschwollen, rissig,* Geruchstäuschungen, Stockschnupfen. V: durch kalte Luft, Blumenduft. Schorfige Ausschläge am Kinn, um den Mund; Mundschleimhaut wund, Foetor ex ore, Geschmack bitter, Zahnschmerzen, dicker, zäher, wundmachender Schleim im Rachen, Klumpengefühl. Lymphdrüsen schmerzhaft geschwollen. *Nächtliche Erstickungsanfälle aus dem Schlaf heraus, heftiges Herzklopfen, V: Links-Liegen, Pulsieren durch den ganzen Körper, Sinken der Kräfte. B: Essen. Heißhunger.* Saures, nicht erleichterndes Aufstoßen. *Verlangen nach Scharfem, Geräuchertem und Bier, Abneigung gegen Fleisch und Fisch, V: Darandenken, Ekel vor Gesalzenem, vor gekochten warmen Speisen, vor Süßem. Krampfartige Magenschmerzen, Erbrechen. B: Essen, warme Getränke (Milch), Hinlegen.* Leib aufgetrieben, Stiche im rechten Hypochondrium; *stinkende Winde. Stuhl: hart, groß, knotig, mit weißem Schleim bedeckt. Mangelnder Stuhldrang.* Kolik mit stinkenden, unverdauten Durchfällen. Brennen, Stechen, Nässen und Jucken am After. Hämorrhoiden. Schmerzen beim Wasserlassen. Gesteigertes sexuelles Verlangen zum Wahnsinnigwerden, Abneigung, Impotenz, Hypogenitalismus. *Periode zu spät, zu schwach, zu kurz.* Abwärtsdrängen mit Lageveränderung des Uterus. *Alle Beschwerden schlimmer während der Periode und bei Verzögerung. Fluor reichlich, wundmachend.* Brustwarzen schrundig. Hände aufgesprungen, Nägel verdickt. Hautausschläge aller Art, *besonders am Übergang von Haut zu Schleimhaut.* Übelriechende Absonderungen. Harte, geschwollene Knoten. *Jede Verletzung eitert leicht.* Brennen und Stechen am Unterschenkel. *V: Hängenlassen der Glieder. Wärme.* Taubheitsgefühl, Schwäche im Kreuz, Periostschmerzen. Bedürfnis, sich zu strecken. V: Kälte. Fußschweiß.

Verwendete Potenzen: D6, D12, D30, D200.

Ähnliche Mittel: Sepia, Silicea, Causticum, Acidum fluoricum, Acidum nitricum, Antimonium crudum, Hepar sulfuris, Kreosotum, Psorinum, Alumina.

Hekla-Lava

Lava der Hekla

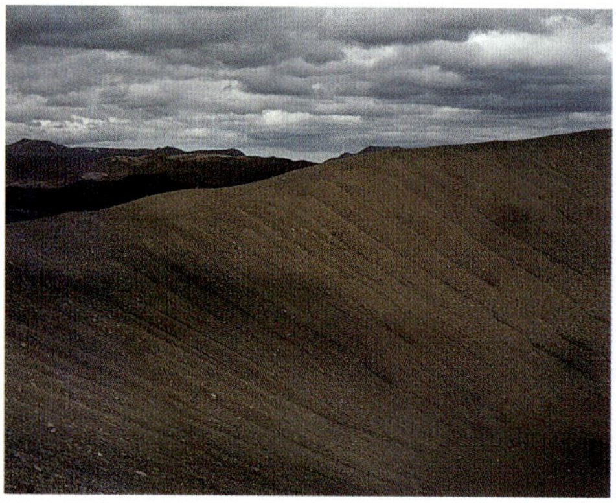

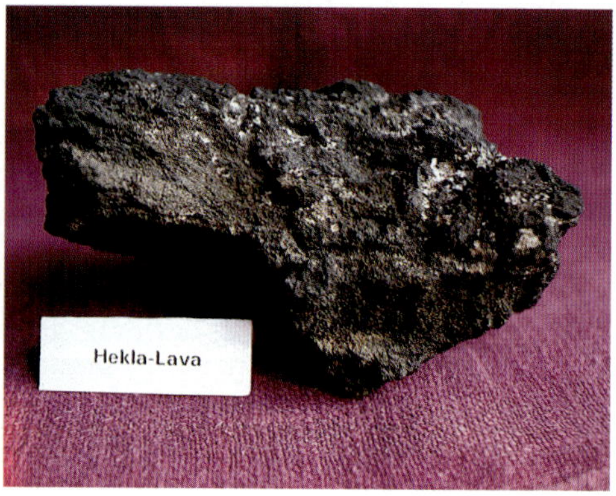

Abb. a) Vulkanische Landschaft nördlich der Hekla, Island
b) Hekla-Lava

Kennzeichnung, Geochemie: Kieselsäurearmes, feinkörniges, sehr junges Ergußgestein aus dunklen Gemengteilen – meist Hornblenden, Pyroxenen und dunklen Feldspaten (es handelt sich vorwiegend um Ca-, Na-, Al-, Mg-, Fe-Silikate) sowie Fe-Oxid. Die Hekla ist einer der bedeutendsten tätigen Vulkane Islands und steht auf der geotektonischen Störungszone des mittelatlantischen Rückens zwischen der Europäischen und der Nordamerikanischen Platte. Die Lavaergüsse, die aus dieser Zone emporquellen, werden aus der Tiefe von basaltischen Magmen gespeist.

In der Homöopathie verwendet: Lava vom Hekla-Vulkan.

Stoffliches: Empirisch wurden bei Weideschafen in der Umgebung des Hekla-Berges ausgeprägte Kieferexostosen festgestellt und bei Kühen und Schafen ein Versiegen der Milchproduktion beobachtet.

Wirkungsrichtung: Knochen (besonders Kieferknochen).

Indikation: Knochenerkrankungen. Zahnkaries, Zahnfleischabszeß, erschwertes Zahnen. Folgen von zahnärztlichen Eingriffen. Kieferschwellung. Trigeminusneuralgie. Drüsenschwellung. Fersensporn (D4).

Arzneimittelbild:

2. Leib: Neuralgische Schmerzen in den Gesichtsknochen. Erschwertes Zahnen. Unerträgliche Knochenschmerzen im Unterkiefer. Halsdrüsen geschwollen und verhärtet. Neigung zu Eiterung der Kieferknochen, des Mastoids oder der Schädelknochen. Fistelbildung.

Verwendete Potenzen: D4, D6.

Ähnliche Mittel: Silicea, Mercurius, Phosphorus.

Laut HEINIGKE hat sich die Anwendung von Hekla-Lava empirisch bei verschiedenen Knochenerkrankungen bewährt, wie skrofulöse und syphilitischer Ostitis, bei Exostosen einschließlich Knochensarkom.
RECKEWEG erwähnt die gute Wirkung von Hekla-Lava bei Exostosen, zumal in Verbindung mit Mercurius praecipitatus ruber, dem eine selektive Wirkung auf die Knochenhaut zukommt. Eine schwere Trigeminusneuralgie (III. Ast), bei dem bereits alle Zähne extrahiert waren, reagierte rasch auf Hekla-Lava D6. Die schweren Unterkieferschmerzen verschwanden innerhalb weniger Tage ohne Rezidiv. (Homoeopathia antihomotoxica. Aurelia-Verlag, Baden-Baden 1980.)

Hepar sulfuris calcareum
Calcium sulfuratum Hahnemanni

Kalkschwefelleber

Abb. Siehe Abb. Austernschalen S. 74 und Abb. Schwefelblumen S. 126.

Kennzeichnung: Diese Substanz ist eine Verbindung von Schwefel und Kalk. Sie wurde 1768 erstmals dargestellt und ist nicht mit der für den technischen Gebrauch aus Pottasche und Schwefel herkömmlichen Schwefelleber zu verwechseln.

In der Homöopathie verwendet: Kalkschwefelleber. Im verschlossenen Gefäß wird die gleiche Menge an gereinigten Schwefelblumen und pulverisierten weißen Austernschalen geglüht (= Sonderverarbeitung nach HAHNEMANN). Die ersten 3 Potenzen erhält man durch Verreibung. In tiefen Potenzen läßt die Wirkung des Präparats allmählich nach, weshalb nur frisch hergestellte Arzneien verwendet werden sollten.

Stoffliches: Es handelt sich um ein gelbbraunes, kristallinisches Gemenge von Kalziumsulfiden und Kalziumsulfat. Bezüglich der Wirkung zeigt sich eine Übereinstimmung mit den Wirkungen des Schwefels in seiner aktiven H_2S-Form, allerdings durch die Mitwirkung der Ca-Ionen modifiziert und durch die in nichttoxischen Dosen vorliegende Form verlängert.

Wirkungsrichtung: ZNS, Haut; Schleimhäute; Drüsen. Bronchien. Magen-Darmkanal.

Indikation: Konstitutionsmittel. Große Erkältlichkeit. Folgen von unterdrückten Hautausschlägen, von Hg- und Iodmißbrauch, von Metallvergiftung. Witterungsneurosen mit Depressionsneigung. Reife Katarrhe der Nase und Bronchien, verschleppte Bronchitis, Lungenentzündung. Pseudokrupp. Rezidivierende Katarrhe und Anginen. Otitis media, Gastroenteritis, Zystopyelitis. Eiterungsneigung, nässende Ekzeme, Furunkel, Hypopyon, Gerstenkorn.

Arzneimittelbild:

1. Geist und Gemüt: traurig, *voller Ängste.* Unzufrieden mit sich, mutlos, kommt nicht los von unangenehmen Gedanken. Schlechtes Gedächtnis, besonders Eigennamen und Orientierung. *Nervös, hastig,* gereizt, *jähzornig,* rachsüchtig. *Angst, besonders abends, mit Selbstmordneigung. Überempfindlich gegen Berührung, Luftzug, Kälte, Schmerz, mit Ohnmachtsneigung. B: Warm-Einhüllen.*

2. Leib: *Neigung zu Entzündungen und Eiterungen an Schleimhäuten, Lymphknoten, Drüsen, mit stechenden klopfenden Schmerzen (Splitterschmerz bzw. Grätengefühl). Große Empfindlichkeit gegen Kälte, kalte, trockene Winde, Zugluft, vor Regen, Föhn. B: Wärme in jeder Form, bei Regen.* Sekretion zu Beginn schwer löslich, dann *dick, rahmig, gelb, teils blutig, nach altem Käse stinkend.* Kopfschmerzen zum Zerspringen, *halbseitig,* rechts, *wie von einem Nagel; Druck an der Nasenwurzel* und den Stirnhöhlen. Nässender Kopfgrind, Haarausfall. Ohnmachtsartiger Schwindel beim Fahren. *Lider geschwollen, krustig, eitrig.* Tränenfluß, Lichtscheue, Zuschwären. *V: Berührung und Bewegung.* Stiche in den Ohren, Jucken, Ohrgeräusche, Stock- und Fließschnupfen, Nasenlöcher wund, übelriechender Schleim, Schmerzen in den Nasenknochen. Wunde Mundwinkel. Speichelfluß. Blutendes Zahnfleisch, zu den Ohren ausstrahlende Schmerzen, brennende Zungenspitze. *Hals trocken mit Grätengefühl. Heiserkeit. V: Schlucken und Gähnen. Erstickender Husten mit Rasseln, Greifen nach dem Kehlkopf, wenig Auswurf, Schweißausbruch und Schwäche. Husten heiser, trocken, hart, bellend, krampfartig oder locker bis zum Erbrechen mit Enge auf der Brust und Dyspnoe. Husten bei Entblößung eines Körperteils. Asthma. B: bei feuchter Wärme.* Leeres Gefühl im Magen. *Verlangen nach Saurem, Alkohol, Gewürzen, Wein, Essig, Ekel vor Fett.* Völlegefühl nach dem Essen. Stiche in Leber und Milz. Durst. Unverdaute, sauer stinkende Durchfälle, V: Herbst. *„Das ganze Kind riecht sauer.“* Vergeblicher Stuhldrang, selbst bei weichem Stuhl. Erschwertes Harnlassen, muß pressen, Splitterschmerz. Gefühl, als bliebe Harn zurück. Ausfluß, nächtliches Bettnässen. Wundheit und Nässen in der Genitalregion. Schwitzen. *Zerschlagenheitsgefühl in allen Muskeln und Gelenken.* Anschwellen. Neuralgische Schmerzen. V: auf der Seite, auf der man liegt. *Haut unheilsam,* juckt, kälte- und berührungsempfindlich. Schrunden, Rhagaden. Schmerzhafte Lymphdrüsenschwellungen. *Starkes Schwitzen bei Anstrengung* ohne Erleichterung. Schüttelfrost und Fieber. Kraftlos, todmüde, aber unruhiger, traumreicher Schlaf.

Verwendete Potenzen: D4, D6, D12, D30, D200.

Ähnliche Mittel: Acidum fluoricum, Calcium fluoratum, Iodum, Hedera, Magnesium fluoratum, Silicea, Acidum nitricum, Barium carbonicum, Tuberculinum, Myristica sebifera, Sulfur, Argentum nitricum.

Iodum Iod

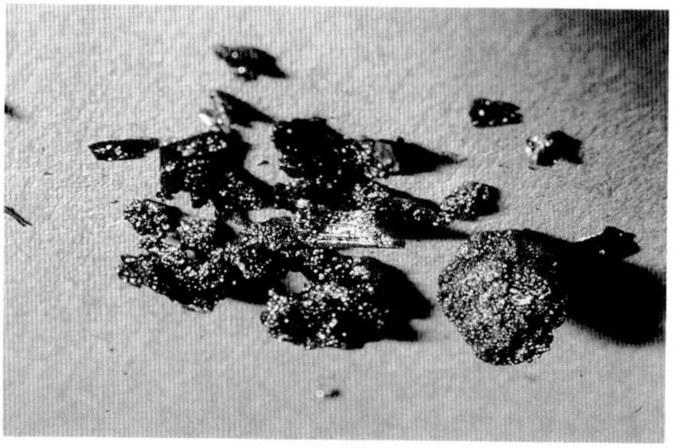

Abb. Iod; Kristallplättchen

Kennzeichnung, Geochemie: Iod (Iodum, I) ist ein schlechter Wärmeleiter und elektrisch nicht leitend. Metallisch-glänzende Plättchen, bereits bei 20° C flüchtig, in Ethanol gut und in Wasser schlecht löslich. Gewinnung aus Chilesalpeter, aus Meerwasser und Meeresorganismen. Es reichert sich in Organismen an. Die Anreicherung in Iod-Heilquellen ist auf ehemalige Meeresablagerungen und -organismen zurückzuführen.

In der Homöopathie verwendet: Elementares Iod.

Stoffliches: Iod ist wie alle Halogene hochgiftig und wird aufgrund des ätzenden, desinfizierenden Charakters als Bakterizid eingesetzt. Es findet sich beim Menschen besonders in der Schilddrüse, in der Haut und im Blut. Tagesbedarf ca. 0,2 mg. Die Iod-Zufuhr erfolgt durch Nahrungsmittel, Ausscheidung durch die Nieren. Der Spiegel der Schilddrüsenhormone reguliert die Abgabe des thyreotropen Hormons des Hypophysenvorderlappens, sodaß es im Sinne eines Regelkreises zur Wechselwirkung zwischen Schilddrüse und Hypophyse kommt. Überdosierung führt selten zur akuten Vergiftung; chronische Vergiftungen sind häufiger und können zu Hyperthyreose führen.

Wirkungsrichtung: ZNS und vegetatives NS. Schilddrüse und sonstige Drüsengewebe. Atemwege und Lunge. Verdauungskanal. Augen. Knochen. Gelenke. Gonaden.

Indikation: Katarrhe aller Schleimhäute mit wundmachender Sekretion, Diphtherie, Ozaena, Pleuritis, Pneumonie, Asthma bronchiale, Pseudokrupp, Cholezystopathie, Leberzirrhose, Prostatahypertrophie, Gebärmutterhalsentzündung, Adnexitis, Schwangerschaftserbrechen, Akne, Furunkulose, Gicht. Rheumatische, tuberkulöse, gonorrhoische Gelenks- und Knochenprozesse.

Arzneimittelbild:

1. Geist und Gemüt: *innere Unruhe.* Hastig, *gereizt,* ungeduldig, *kann ohne Beschäftigung nicht leben.* Redeschwall, *aufbrausend wegen Kleinigkeiten, gewalttätig, rachsüchtig. Impuls zum Selbstmord, Todesangst, erschöpft. V: erzwungenes Stillhalten, morgens, Wärme und Hitze in jeder Form. Frühjahr und Herbst, in geschlossenen Räumen. B: Bewegung im Freien.*

2. Leib: *Katarrhe aller Schleimhäute, wundmachende Sekretion, Pulsieren im ganzen Körper.* Gesicht und Hals fleckig gerötet, mit Schweiß bedeckt, Hals blaß, mager. Unsteter Blick. *Haarausfall.* Überempfindliches Gehör, Ohrgeräusche, Schwerhörigkeit. Augäpfel hervortretend, optische Täuschungen, heftiger Tränenfluß. *Schmerz über der Nasenwurzel,* Stockschnupfen im Raum, Fließschnupfen im Freien. Geruchsverlust. Blutandrang zum Kopf mit Hitzewallungen und Schwindel. V: Bücken, *Bandgefühl um Kopf und Herz. V: 3 Uhr. Pulsieren. Stiche am Herzen mit Angst und Schwäche. V: Erregung und Anstrengung.* Geschwürige Mundschleimhaut, Speichelfluß, Foetor ex ore. Brennen und Kratzen im Hals, erschwertes Schlucken, schmerzhaftes Räuspern. *Schwellung der Schilddrüse. Husten mit Erstickungsgefühl, Kind greift nach dem Hals, wirft den Kopf zurück.* Glottisödem. Konstriktionsgefühl am Kehlkopf, Auswurf zäh. V: morgens, Feuchtwetter, in Rückenlage, warmes Zimmer. Nächtliches Asthma. Appetitlosigkeit und *Heißhunger; großer Durst. Verlangen nach Wein. B: Essen, V: üble Laune, wenn er darauf warten muß.* Lebergegend empfindlich. *Rasche Abmagerung trotz guten Appetits.* Wäßrig-schaumige Durchfälle. V: kaltes Wasser, Milch, Nervosität. Verstopfung, Hämorrhoiden, Blutabgang. *Menses zu früh, zu stark, zu lang. Große Schwäche, Uterusblutung. Wundmachender reichlicher Fluor.* Schneiden in der Harnröhre, reichlicher heller Harn. Hoden geschwollen und verhärtet. *Lymphknoten und Drüsenschwellungen* (der Prostata, der Mammae) *mit nachfolgender Atrophie.* Bindegewebsentzündung. Haut trocken, Neigung zu Blutungen, Geschwüren, Wucherungen, Indurationen. Trophische Störungen. Akne, Furunkel, Nesselsucht, Frostbeulen. *Schweißausbrüche bei der geringsten Anstrengung. Verlangt nach Kühle.* Frieren und Frösteln, kalte Hände und Füße, kalter Schweiß. *Scharfe Sekrete.* Rheumatoide Schmerzen in allen Gliedern, Gelenken und Sehnen. Schwellung der Finger und Hände. *Zucken in den Muskeln. Zittrige Schwäche.* Gangstörungen. Nächtliche Knochenschmerzen im linken Bein. B: Stehen. Ameisenlaufen. Innere Unruhe verhindert den Schlaf.

Verwendete Potenzen: D4, D6, D12, D30, D200.

Ähnliche Mittel: Badiaga, Hedera, Luffa, Natrium muriaticum, Spongia, Abrotanum, Arsenicum iodatum, Acidum fluoricum, Lycopus.

Kalium dichromicum, K. bichromicum Kaliumdichromat

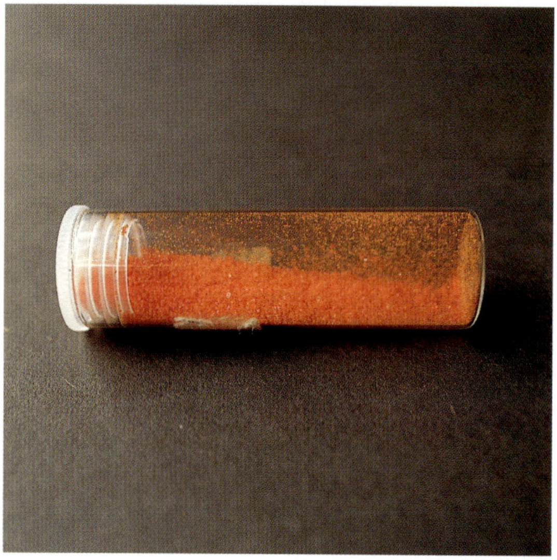

Abb. Kristalle von Kaliumdichromat

Kennzeichnung: *Kalium* (K) ist ein weiches Alkalimetall und reagiert heftig unter Wasser bei Freisetzung von Wasserstoff und Bildung von Kalilauge. Reduktionsmittel. Flammenfärbung violett. K ist in der Erdkruste mit 2,6% vertreten (hauptsächlich in gesteinsbildenden Silikaten), kommt durch Verwitterung als Karbonat in den Boden, wird von den Pflanzen aufgenommen und gelangt über die Nahrungskette auch in den tierischen und menschlichen Organismus. Ein Teil der löslichen Kalisalze geht über den Wasserkreislauf ins Meer. *Chrom* (Cr) tritt in der Natur ausschließlich in Verbindungen – besonders als *Chromit* (Chromeisenstein $FeCrO_4$) – in liquidmagmatischen Lagerstätten auf. *Kaliumdichromat* $K_2Cr_2O_7$ wird aus dem Reaktionsprodukt von Kaliumchromat und Schwefelsäure als Verdampfungsrückstand in Form von triklinen, gelbroten, schwer löslichen Kristallen gewonnen. Verwendung in der Elektro-, Petro- und Farbenchemie (früher besonders in der Gerberei).

In der Homöopathie verwendet: Kaliumdichromat.

Stoffliches: Vergiftungsbilder sind aus der Arbeitsmedizin bekannt. Zum toxischen Bild zählen Geschwüre in der Nase (fallweise zur Perforation des Nasenseptums führend), ekzematöse Bildungen der Haut.

Wirkungsrichtung: Nase, Nasennebenhöhlen; Mundschleimhaut; Tonsillen. Larynx, Pharynx. Periost.

Indikation: Rhinitis atrophicans, chronische Sinusitis, Ozaena, Katarrhe des Mittelohrs und der Tuben, Konjunktivitis, Blepharitis, Keratitis; Iritis, Ulcera corneae. Stomatitis. Aphthen. Chronische Tonsillitis, Pharyngitis, Laryngitis. Bronchitis, Keuchhusten, Lungentuberkulose. Dyspepsie, Gastritis. Kopfschmerz infolge gastrischer Störungen, Säufergastritis; Ulcus ventriculi; ruhrartige Durchfälle. Alternieren von Magen-Darm- und -rheumatischen Störungen. Portiogeschwüre. Kontaktblutungen. Chronischer und subakuter Gelenksrheumatismus, Muskelrheuma, Lumbago, Ischialgie. Hautgeschwüre, destruktive Prozesse.

Arzneimittelbild:

1. Geist und Gemüt: Empfindlich, erregt, gereizt, schwach, *erschöpft,* mutlos, *voll Angst, unfähig zu denken und zu arbeiten,* zieht sich zurück; *möchte dauernd liegen.* V: morgens, zwischen 3–5 Uhr nachts, Hitze, trokkene Kälte. B: Bewegung in frischer Luft, Einsetzen der Absonderungen.

2. Leib: Augenlider geschwollen, verklebt; Absonderung von gelbem Sekret, Chemosis, kreisrunde Hornhautgeschwüre. Druckschmerz an der Nasenwurzel, Nase verstopft, Geruchsverlust. Rachenkatarrhe mit zähschleimigem Ausfluß aus den Ohren. *Große Erkältlichkeit. V: kalte, trockene Luft, morgens. Mit der Sonne kommender und gehender Kopfschmerz.* Migräne rechtsseitig mit Sehstörungen. Stirnkopfschmerz, vom Hinterkopf ausstrahlend, bei stockender Absonderung mit Schlafstörungen. Niesen. V: in frischer Luft. *Nase und Rachen trocken, leicht brennend, später dünnflüssig, gelblich-schleimig, klebrig-zäh, fadenziehender Ausfluß (wie Gummipfröpfe). Geschwüre, wie mit Locheisen gestanzt, in die Tiefe gehend.* Pseudomembranen. B: Wärme. Übler Mundgeruch. Zunge rot, trocken, glänzend oder schmutzig belegt mit Zahneindrücken, Landkartenzunge. *Gefühl eines Haares auf der Zunge oder im Hals. Pflockgefühl.* Mandelpfröpfe. Speichel fadenziehend und zäh. Kehlkopf rauh und wund. *Heftiger hohler, trockener Husten, schwer löslich. V: kalte Luft, Winter, Kälte im Sommer, beim Auskleiden, während des Essens. B: Wärme, warme Getränke, nach Abhusten des Schleims. Alternieren der Beschwerden zwischen Asthma und Rheuma.* Magenschmerzen mit Kopfschmerz. V: Bier, Leib aufgetrieben, Appetitlosigkeit und Durst. *Verlangen nach Bier mit Verschlimmerung dadurch. Abneigung gegen Fleisch und Brot.* Leberschwellung, vom Magen zum Rücken ausstrahlende Schmerzen. *Nach dem Essen saures Erbrechen* mit Angst. *Alternieren der Magen- und Darmbeschwerden (im Frühjahr und Sommer) mit Rheumatismus (im Herbst und Winter).* Morgendurchfälle: schaumig, dünn, braun. V: im Sommer oder in den ersten heißen Frühlingstagen. Pflockgefühl im After. Dumpfe oder stechende Schmerzen in der Nierengegend. Häufiger Harndrang, auch nachts mit brennenden und stechenden Schmerzen noch lange nach Harnlassen. Im Harn dicker, zäher Schleim und weiße Sedimente. *Gefühl eines zurückgebliebenen brennenden Tropfens.* Fluor zäh, fadenziehend, wundmachend, Weißfluß. Vulva juckt und brennt. Geschwüre am Muttermund, an der Glans und am Praeputium. Heftiges Hautjucken. Papeln, Pusteln, Borken, Exantheme und Geschwüre. *Plötzlich kommend und gehend: rheumatische Beschwerden. Alternieren mit Pharyngitis, Magen- und Darmstörungen.* Linksseitige Ischialgie. B: Bewegung, Beugen. Schmerzen an Knochen, Periost, Sehnen, Ligamenten, Muskeln; an umschriebenen Stellen. Lendensteifigkeit. *Große Erschöpfung und Schwäche.*

Verwendete Potenzen: D6, D12.

Ähnliche Mittel: Coccus cacti, Cinnabaris, Hydrastis, Mercurius biiodatus, Luffa, Nux vomica.

Kreosotum

Buchenholzteer-Kreosot

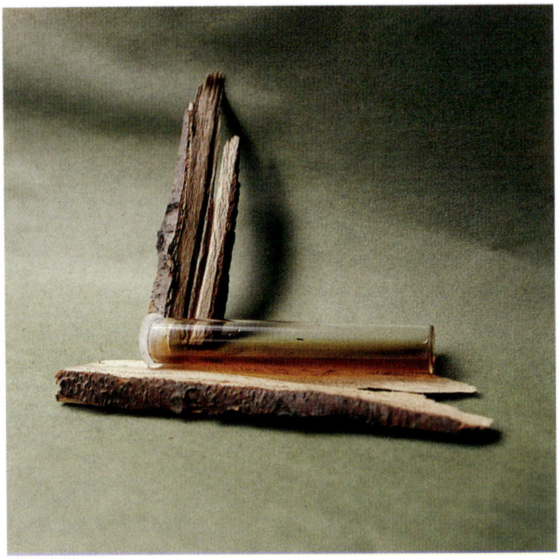

Abb. Buchenholzspäne und Buchenholzteer (Ausgangsstoffe des Kreosots)

Kennzeichnung: Kreosot enthält hauptsächlich Guajacol sowie Kreosol und Kresol (ebenfalls methylierte Phenole). Kresole und andere phenolartige Stoffe sind auch im Holzrauch enthalten und bedingen die fäulnishemmende Wirkung bei der Konservierung des Fleisches durch Räuchern.

Darstellung: Kreosot ist ein Produkt des Buchenholzteers – die Fraktion, die zwischen 200 und 220° C überdestilliert. Es handelt sich um eine ölige, farblose bis gelbbraune Flüssigkeit mit brennendem Geschmack.

In der Homöopathie verwendet: reines Buchenholzteer-Kreosot.

Stoffliches: Dieses Gemenge hat durch Koagulation der Eiweiße stark reizende bis zerstörende Wirkung auf Zellen. Die antiseptischen Eigenschaften gleichen denen der Karbolsäure. Guajacol wird im Organismus rasch metabolisiert und ausgeschieden; spielt eine wichtige Rolle im Zuckerstoffwechsel. Die Rolle der Teerprodukte bei der Krebsentstehung ist seit langem bekannt.

Wirkungsrichtung: ZNS. Bronchien. Haut. Endgefäße und Gefäßnerven. Weibliches Genitale. Karzinome.

Indikation: Abmagerung, Kachexie, putride Entzündungen und Geschwüre. Chronische Gastritis. Ulcus ventriculi et duodeni; Bronchitis. Diabetes, Gangrän, Karies der Zähne, Diarrhoe, Reizblase, Pruritus vulvae, Menorrhagie, Fluor, Hyperemesis gravidarum.

Arzneimittelbild:

1. Geist und Gemüt: *Reizbar, alles greift an. Schlecht gelaunt,* unzufrieden. Schlechtes Gedächtnis. Niedergeschlagen, deprimiert, verzweifelt.

2. Leib: Aussehen: krank, mager, fahl oder hektische Röte. Pulsieren im Kopf, Hinterkopf-Stirnkopfschmerz mit Nasenwurzeldruck, Übelkeit und Erbrechen. Zahnfleisch geschwollen, blutend. *Zähne werden rasch bröckelig und schwarz (Milchgebiß).* Ausstrahlende Schmerzen in die Gesichtsknochen. Dentitionsstörungen mit Durchfall. Speichelfluß, übler Mundgeruch. Lider schwer, verdickt, *Augen entzündet mit wundmachender Absonderung und Geschwürsneigung.* Ohrgeräusche innen und außen, Ausschläge. Stock- und Fließschnupfen, brennender Nasenfluß, Nasenbluten. Heiserkeit. *Brennen entlang der Luftröhre, in der Brust: schmerzhafter Husten mit Angst und Beklemmung, Drang zum Tiefatmen. Reichlich, eitriger, stinkender, auch blutiger Auswurf.* Harninkontinenz beim Husten. *Pulsieren im ganzen Körper.* Bitterer Mundgeschmack, Hungerschmerz und Übelkeit mit Erbrechen. V: morgens. *Chronische Entzündung der Magenschleimhaut, lange Verweildauer der Speisen, heftiger Durst. Erbrechen von saurer Flüssigkeit, auch Blut. V: Kalt-Trinken und Kalt-Essen. B: warme Getränke und Speisen.* Leib aufgetrieben, druckempfindlich. *Unverdaute, wundmachende stinkende Stühle, Afterbrennen, Hämorrhoiden.* Obstipation. *Brennen in den Urogenitalorganen, Ausfluß. V: beim Harnlassen, Koitus, Kälte. Kontaktblutungen. Reichlicher, nicht aufzuhaltender Harndrang,* Urin eiweiß- und bluthältig. Inkontinenz. *Kann nur im Liegen Harn lassen.* Brustdrüsen schorfig, blaurot verfärbt. *Regel zu früh, zu stark, zu lange, schwarz, unterbrochen, im Liegen fließend.* Zwischenblutungen. Starke Lochien. *Ausfluß gelblich, fleischwasserartig, scharf. Vulva geschwollen, wund, juckend, mit sexueller Erregung.* Stiche im Unterleib. *Haut unheilsam, trocken und schuppend oder nässend und ätzend, blutig, stinkend. Kleine Wunden bluten stark.* Glieder wie zerschlagen. Steifigkeit und Verrenkungsgefühl in Rücken und Kreuz. B: Bewegung. Neuralgien (diabetische Genese). Brennen in den Fußspitzen. Tagesschläfrigkeit, erschwertes Einschlafen.

Verwendete Potenzen: D4, D6, D12, D30.

Ähnliche Mittel: Acidum nitricum, Argentum nitricum, Acidum fluoricum, Carbo vegetabilis, Iodum, Lilium tigrinum, Mercurius solubilis, Phosphorus, Secale cornutum, Sepia, Staphisagria.

Magnesium carbonicum Magnesiumkarbonat

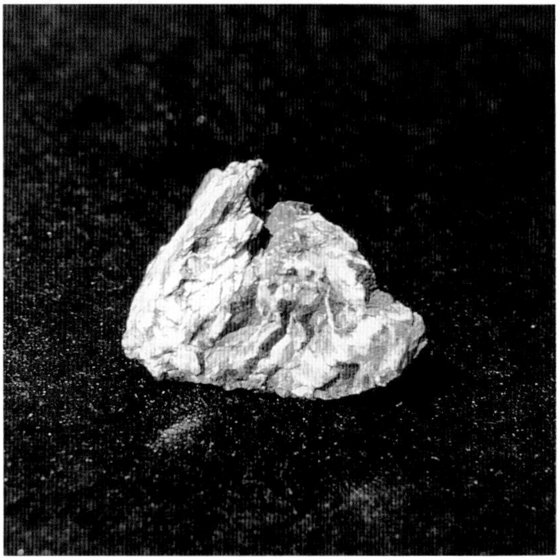

Abb. Spat-Magnesit

Kennzeichnung, Geochemie: Magnesium (Mg) ist ein reaktionsfreudiges (Blitzlicht!) Leichtmetall und ein häufiges Element der Lithosphäre. Vorkommen in dunklen Erstarrungsgesteinen und deren Verwitterungsprodukten sowie als *Magnesit* (Magnesiumkarbonat, $MgCO_3$, Härte 4) oder als *Dolomit* ($CaCO_3 . MgCO_3$, Härte $3^1/_2$–4); beide in rhomboedrischen Kristallen. Außerdem findet sich Mg im Meerwasser, aus dem es durch Verdunstung in Form verschiedener Salze ausfällt.

In der Homöopathie verwendet: Basisches Magnesiumkarbonat $(MgCO_3).3H_2O$ oder $(MgCO_3)_4.Mg(OH)_2.4H_2O$.

Stoffliches: Mg ist ein wichtiges Bioelement; in der Pflanze als Baustein des Chlorophylls, gelangt über Nahrungsketten in Tiere und Menschen; Speicherung in Zähnen und Knochen, findet sich aber auch im Serum und im Zytoplasma. Ist als Co-Faktor bei der Aktivität von rund 300 Enzymen am Glukose-, Aminosäure- und Fettstoffwechsel beteiligt sowie an der Stabilität und Permeabilität der Zellmembranen. Mg wirkt nur in ionisierter Form; Förderung des Kalium- und Hemmung des Kalziumeinstroms in die Zelle (= endogener Ca-Antagonist).

Wirkungsrichtung: ZNS, vegetatives NS. Glatte Muskulatur (besonders Gallenwege). Muskulatur. Knochen. Haut. Herz, Gefäße. Schilddrüse. Weibliche und männliche Genitalien, Prostata. Obere Luftwege; Bronchien.

Indikation: Neuropathische Diathese. Hauptsächlich Frauen- und Kindermittel. Krampfneigung. Folgen von Ärger, Streit, Schreck. Rechtsmigräne, Kopfneuralgien, chronische Otitis media, Hyperthyreose, chronische Sinusitiden, Stomatitis, Aphthen, chronische Tonsillitis, chronische Gastritis und chronischer Darmkatarrh, Obstipation, Hämorrhoiden, Analekzem, Hepatopathie, Cholezystitis, Steinleiden, Prostatitis, Menorrhagie, Oligomenorrhoe, Dysmenorrhoe, Fluor. Akne, Dermatitis, nässende Ekzeme, Urtikaria, Haarausfall. Neuralgien und Neuritiden, Hartspann, chronische Polyarthritis, Periarthritis humeroscapularis dextra, Kokzygodynie.

Arzneimittelbild:

1. Geist und Gemüt: innere Unruhe, *überempfindlich,* hypochondrisch, übellaunig, unbeherrscht, *streitsüchtig, aggressiv.* Schreckhaft, Furcht vor Unglücksfällen, *glaubt nicht an seine Genesung; Furcht vor Anforderungen.* Euphorisch, dann unfähig zu geistiger Arbeit. *B: abends, Bewegung in frischer Luft. V: Geräusche, Berührung, Wetterwechsel, Temperaturextreme, nachts (3–5 Uhr), nach Mittagsschlaf.*

2. Leib: *Periodisches Auftreten der physischen und psychischen Beschwerden, im Abstand von 3–4 Wochen. Neigung zu Spasmen. Trockene Haut und Schleimhäute.* Kongestiver Kopfschmerz. V: Bücken, Hitze, hartes Auftreten. Migräne. B: Wärme. Schwindel. Augen trocken, verklebt, Gefäßspasmen. Ohrgeräusche, Zusammenschrecken durch Geräusche. Nase verstopft; wäßrige, schleimige Absonderungen. Erkältungsneigung, *Rachenring chronisch entzündet,* Abräuspern von Mandelpfröpfchen, erschwertes Schlucken. *Zahnschmerz vor der Periode, in der Gravidität, bei Wetterwechsel; Krampfneigung beim Zahnen.* Aphthenbildung, Foetor ex ore, Druck- und Spannungsgefühl in der Schilddrüse, heftiges Herzklopfen, Herzstiche, Husten trocken, krampfhaft oder mit Auswurf von geballtem Schleim. Appetitlosigkeit und Übelkeit bis etwa 10 Uhr. Geschmack sauer oder salzig, heftiger Durst. *Verlangen nach kühlen Getränken, Obst, Gemüse, Saurem, Pikantem, Käse, Süßigkeiten. Unverträglichkeit von Fleisch und Milch. Milcherbrechen der Säuglinge.* Saures Aufstoßen. *Das ganze Kind riecht sauer. Nach dem Essen große Müdigkeit.* Rumpeln und Kneifen im Leib, ausstrahlende Schmerzen in die Lebergegend. B: Zusammenkrümmen. V: Aufregungen, geistige Anstrengung, Linksliegen. *Übelriechende, grüne, schaumige, unverdaute Durchfälle oder trokkener, kleinknolliger Stuhl.* Afterjucken, blutende Hämorrhoiden. Häufiger Harndrang, unaufhaltsam, Stechen und Brennen in der Prostata. *Regel pechschwarz, schmerzhaft, stark fließend, besonders nachts. B: Sistieren durch Umhergehen. Vor der Regel Hals-, Zahn-, Kopf-, Rückenschmerzen, Angina, Schnupfen, Schlaflosigkeit, Magenbeschwerden, nach der Regel Weißfluß.* Frostgefühl. Ziehende Schmerzen in Muskeln. Gefäßspasmen. *Blitzartige Nervenschmerzen in Gesicht, Zähnen. V: in Ruhe, nachts, in Bettwärme. B: Bewegung. Schmerz im Rücken „wie zerbrochen“,* in rechter Schulter Verrenkungsgefühl. B: fester Druck. Wadenkrämpfe. Unheilsame Haut und Schleimhäute. Geschwürsneigung, Drüsenschwellung. *Hautjukken. V: Auskleiden, warmes Bad. Säuerlicher Geruch aller Ausscheidungen. Nervöse Erschöpfung mit viel Frieren.* Schlaf ohne Erquickung, ab 3 Uhr wach. *„Könnte Tag und Nacht schlafen“.* Ausgesprochener Abendmensch.

Verwendete Potenzen: D4, D6, D12, D30, D200.

Ähnliche Mittel: Aethusa, Colocynthis, Mandragora, Podophyllum, Sulfur, Chamomilla, Coffea.

Mercurius solubilis Hahnemanni Hydrargyrum oxydulatum nigrum H. — Schwarzes Quecksilberoxydul

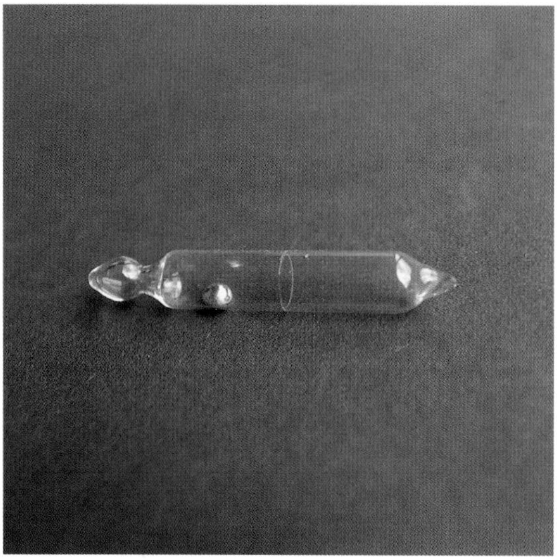

Abb. Quecksilber

Kennzeichnung: Kein chemisch einheitlicher Stoff, sondern ein Gemenge, das im wesentlichen Mercuroamidonitrat (=$NH_2Hg_2NO_3$), metallisches Quecksilber und Quecksilber(I)Oxid (Hg_2O) enthält. HAHNEMANN hat in dem Bestreben, ein lösliches Quecksilberpräparat herzustellen, durch Verreibung dieses Kolloid hergestellt und ihm den Namen Mercurius solubilis gegeben.

In der Homöopathie verwendet: Bis D6 nur Verreibung; von da ab flüssige Potenzen (erst ab D8 haltbar).

Stoffliches: Ein Unterschied der Wirkung zwischen dem metallischen Quecksilber (Mercurius vivus) und Mercurius solubilis Hahnemanni ist nicht feststellbar (MEZGER). Quecksilber regt die Abwehrtätigkeit des retikuloendothelialen Systems gegenüber Enzündungsprozessen an. Voraussetzung für die Giftwirkung des Quecksilbers ist seine Resorption. Metallisches Quecksilber passiert den Verdauungskanal unverändert. Die Ausscheidung erfolgt in Ionenform durch den Kot. – Weiteres siehe unter *Cinnabaris*.

Wirkungsrichtung: ZNS, periphere Nerven. Drüsen. Knochen; Periost. Alle Schleimhäute. Mastdarm. Haut. Bindegewebe. Zähne. Leber. Nieren. Augen.

Indikation: Eitrige Entzündungen an ZNS, Haut, Schleimhäuten und Lymphdrüsen. Fieber (katarrhalisch, rheumatisch, infektiös, septisch). Blepharitis, Konjunktivitis, Hornhautentzündung, Iritis, Iridozyklitis. Rhinitis, Sinusitis; Bronchitis (nach Infektionskrankheiten, auch verschleppte Bronchitis); Pleuritis, Pneumonie; Stomatitis. Aphthen; Parotitis. Angina mit diphtherischen Belägen, Mandelabszeß; Gastritis, Colitis ulcerosa. Leber-Milzschwellung, Ikterus, Diarrhoe. Urethritis, Zystitis, Adnexitis, Parametritis, Orchitis, Epididymitis, Lymphangitis, Lymphadenitis. Rheumatisch-neuralgische Schmerzen. Periostitis, Periodontitis, Osteomyelitis, Tendinitis. Urticaria. Schweißdrüsenabszesse (auch rezidivierend), nässende Ekzeme, Pemphigus; Erythema nodosum, Impetigo. Lues.

Arzneimittelbild:

1. Geist und Gemüt: *Unruhig, rastlos,* erregt, exaltiertes Benehmen. Verlangen nach Gesellschaft. Egoistisch, *aufbrausend. Impuls zu morden. Angst,* als ob er etwas verbrochen hätte, als ob ein Unglück bevorstehe, Angst den Verstand zu verlieren. *Sinnt auf Selbstmord. Schlechtes Gedächtnis,* willensschwach, Konzentration erschwert, *verlangsamtes Antworten,* stumpf.

2. Leib: *Entzündungen der Haut und Schleimhäute. Sekrete erst scharf und wundmachend, später eitrig, gelbgrün bis blutig, mild. Drüsen- und Lymphknotenschwellungen. Geschwürs- und Nekroseneigung. V: nachts, Temperatur- und Wetterwechsel, kalte Luft, Nässe, Kälte, Zugluft. B: in den Morgenstunden, Ruhe, Liegen, mildes und trockenes Wetter. Blaß, abgemagert, rasch ermüdbar.* Kopfschmerz mit Wallungen, *„Gefühl eines Reifens".* Reißen in den Gesichtsknochen und Zähnen. *Augen rot, geschwollen, eitrig, Lidkrampf, Unverträglichkeit von künstlichem Licht.* Entzündung der Nase, des Rachens, der Nasennebenhöhlen, der Ohren. Schwerhörigkeit. Ohrfluß. Hals trocken, wund, rauh; Stimmlosigkeit. Schlucken schmerzhaft. Ausstrahlen in die Ohren. Quälender trockener Husten, Gefühl von Brennen und Trockenheit in den Atemwegen; stechende und brennende Schmerzen beim Husten und Tiefatmen. Zusammenschnürungsgefühl. *Fortgesetzter Schluckdrang.* Reichlich klebriger Speichelfluß. Drüsen geschwollen und entzündet, *Mandeln eitrig belegt. Zunge feucht,* schmutzig, *mit Zahneindrücken,* geschwollen, *zittert beim Herausstrecken. Heftiger Durst. Verlangen nach Bier.* Zahnfleisch schwammig, geschwürig, *Zahnschmerzen nachts. V: in Bettwärme, Berührung, heiß und kalt Essen. Penetranter Mundgeruch.* Brennende Schmerzen im Magen, Verlangen nach kalten Speisen. Leib aufgetrieben, berührungsempfindlich, *stechende Leberschmerzen. V: Liegen auf der rechten Seite.* Aufstoßen, Bauchgrimmen. *Ständiger Stuhldrang mit dem Gefühl, daß immer noch etwas nachkommt,* häufige Entleerungen von *lehmartigen, schleimigen, grün-blutigen* schmerzhaften Stühlen, After wund, Hämorrhoiden. *Schmerzhafter Harndrang.* Harn: eiweißhaltig. Zylinder. Anurie. Übelriechender Schweiß in der Genitalgegend, wundmachender Ausfluß, Neigung zu Fehlgeburten; Mastitis. Haut entzündet, nässend (pustulös-eitrig) vom Erythem, Erysipel, Ulzera, bis zu schwerer Dermatitis und Pyodermie. Entzündung der Knochenhaut, der Gelenkskapseln, der Sehnenscheiden. *Übelriechender, gelbfärbender Schweiß ohne Erleichterung. Beständiges Frösteln, auch im Bett. V: Wärme.* Reißen und Steifigkeit in Muskeln und Gelenken, Knochenschmerzen. *Zittern,* Zucken, Krämpfe, Ataxie. *Ändert dauernd seine Lage.*

Verwendete Potenzen: D4, D6, D12, D30, D200.

Ähnliche Mittel: Tuberculinum, Medorrhinum, Symphytum, Hepar, Silicea, Acidum nitricum, Podophyllum, Cantharis, Argentum nitricum, Kalium iodatum.

Natrium chloratum, Natrium muriaticum

Natriumchlorid, Steinsalz

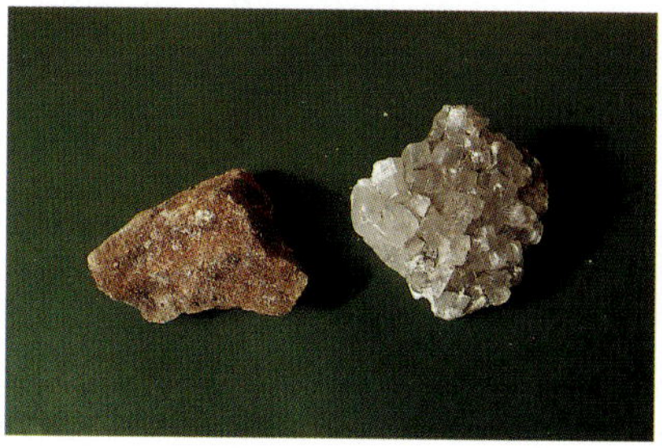

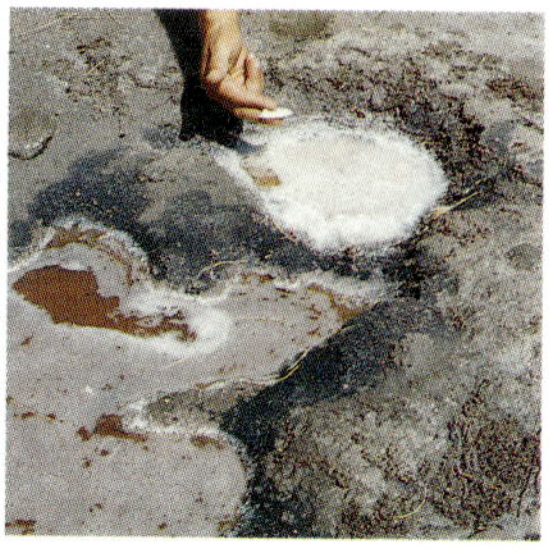

Abb. a) Steinsalz,
b) Meersalz

Kennzeichnung: *Natrium* (Na) ist ein reaktionsfreudiges Alkalimetall. Flammenfärbung: gelb. Es ist in der Erdkruste mit 2,8% vertreten. *Chlor* (Cl) ist ein sehr giftiges, scharf riechendes Gas von grünlicher Farbe (chloros/ griech. = grün). Verwendung zur Wasserentkeimung; Bestandteil vieler Pestizide (Chlorkohlenwasserstoffe).

Geochemie: *Natriumchlorid* (NaCl) ist ein in Wasser leicht lösliches Salz, das sich aus dem Meerwasser durch Verdunstung abscheidet („Meersalz"). Werden Salzlager in gebirgsbildende Vorgänge einbezogen, entstehen Steinsalzlager. Die würfeligen, farblosen oder durch Fremdstoffe („Viehsalz") gefärbten Kristalle haben ein Ionengitter, Härte 2, sind gut spaltbar und hygroskopisch. Häufig mit Anhydrit, Gips und Kalisalzen vergesellschaftet.

In der Homöopathie verwendet: Natriumchlorid (NaCl).

Stoffliches: NaCl hat im Pflanzenreich nur untergeordnete, im tierischen und menschlichen Organismus aber unverzichtbare Bedeutung. Es ist Regulator des Wasserhaushalts, Na-Ionen spielen im Enzymhaushalt der Zelle, bei der Impulsübertragung sowie bei anderen physiologischen Prozessen eine wesentliche Rolle. Bei übermäßiger Zufuhr kann NaCl zur chronischen Schädigung der Organe bzw. zum akuten Salztod durch Wasserentzug führen.

Wirkungsrichtung: Vegetatives NS. Schleimhaut der oberen Luftwege. Herz. Schilddrüse. Leber. Magen-Darmkanal. Haut. Genitale. Konstitutionsmittel.

Indikation: Neurasthenie. Folgen von: Blut- und Säfteverlust, Demineralisation, Kummer, Demütigung. Nervöse Herzstörungen, Hyperthyreose, Basedow. Migräne. Bindehaut-, Lidrand- und Hornhautentzündung. Rachen- und Kehlkopfkatarrh. Bronchitis. Leber- und Milzschwellung, Malariafolgen. Diabetes; chronischer Darmkatarrh, Obstipation, Harninkontinenz; mangelnde Libido, Oligomenorrhoe, Menorrhagie, Fluor albus. Herpes menstrualis. Chronischer Rheumatismus, Gicht, seborrhoische Ekzeme, Akne, Psoriasis, Urtikaria, Furunkulose, Dyshidrosis.

Arzneimittelbild:

1. Geist und Gemüt: *verletzlich, leicht beleidigt, distanziert. Reizbare Schwäche, Musik erregt;* brüsk, *verträgt keinen Widerspruch,* wütend, *menschenscheu. Mitleidig, objektiv. Nachtragend, kann Enttäuschungen nicht vergessen.* Zerstreut, Gedächtnis schwach; *erschöpft,* verzweifelt; *Depression.* V: Trost, Sonnenhitze, feucht-kaltes Wetter, Lärm, geistige Überanstrengung, Gemütserregungen, Kummer, Demütigung. B: abends.

2. Leib: Periodizität der Beschwerden (Fieber, Neuralgien), Schleimhäute trocken, vorübergehende scharfe, wäßrige Absonderungen. Gesicht blaß, wächsern. Kerbe in der Unterlippe. Hämmernder Kopfschmerz in Stirn, Schläfen, Scheitel, morgens mit Schwindel und Sehstörungen, *Übelkeit und Erbrechen; anfallsweise, mit der Sonne steigend und fallend;* Schulkopfschmerz. Hinterhauptkopfschmerz, in Nacken und Schultern ausstrahlend. Augen rot, *Sandgefühl, Tränen, Lichtscheue, Verschwimmen der Buchstaben,* Lidkrampf. Ohrgeräusche, Schwerhörigkeit. Niesanfälle beim Aufdecken, Fließschnupfen, Nasenbluten; Nase verstopft, *Geruchs- und Geschmacksverlust.* Lippen und Mund trocken, rissig, Foetor ex ore, *Landkartenzunge.* Splittergefühl im Hals. Trockener Husten mit berstendem Kopfschmerz und Tränen. *Harnabgang beim Husten, Lachen und Schneuzen.* Asthma. V: Wetterwechsel, warmer Raum, 1 Uhr. B: frische Luft. *Flattern am Herzen. Herzklopfen und Pulsieren im ganzen Körper. V: Links-Liegen. Puls unregelmäßig, jeder 3. Schlag setzt aus. Kältegefühl, Ohnmachtsneigung. Gefühl von Leere gegen 10–11 Uhr; Heißhunger nach Salzigem, Fisch,* Abneigung gegen Brot, Fett. *Großer Durst. Abmagerung trotz Appetit.* Völlegefühl mit Herzklopfen, *Schwitzen im Gesicht beim Essen, nachher Sodbrennen und Müdigkeit.* Stuhl hart, trocken, bröckelig, erschwert. After rissig, Stechen und Brennen, Hämorrhoiden. Obstipation mit Depression. Wäßrige Durchfälle, Nabelkoliken, Blähungen. Brennen in der Harnröhre, *muß lange warten, kann in Gegenwart Fremder nicht Harn lassen.* Menses eher unregelmäßig, oft verspätet, aussetzend. Leukorrhoe. Vagina trocken, Abneigung gegen Koitus. Gefühl des Abwärtsdrängens. Nach Koitus Schwäche und Niedergeschlagenheit. Haut unrein, Neigung zu Ekzemen. Akne. V: Sonne, Meer. Lokalisation an der *Stirn/Haar- u. Haut/Schleimhaut-Grenze, in den Gelenkbeugen, hinter den Ohren, auf dem Rücken.* Haarausfall. Achselschweiß. *Periodische Fieberanfälle. Kälteempfindlich.* Bewegungsdrang trotz Müdigkeit. *Schwäche längs der Wirbelsäule. Verlangen nach fester Stütze. B: Gegendruck, Liegen.* Krämpfe in Armen und Beinen. Krachen in den Gelenken. Ödem- und Blutungsneigung.

Verwendete Potenzen: D6, D12, D30, D200.

Ähnliche Mittel: Acidum phosphoricum, Argentum nitricum, Arsenicum, Alumina, Apis, China, Hedera, Graphites, Lycopodium, Abrotanum, Sulfur.

Petroleum, Oleum Petrae album Steinöl, Brennpetroleum

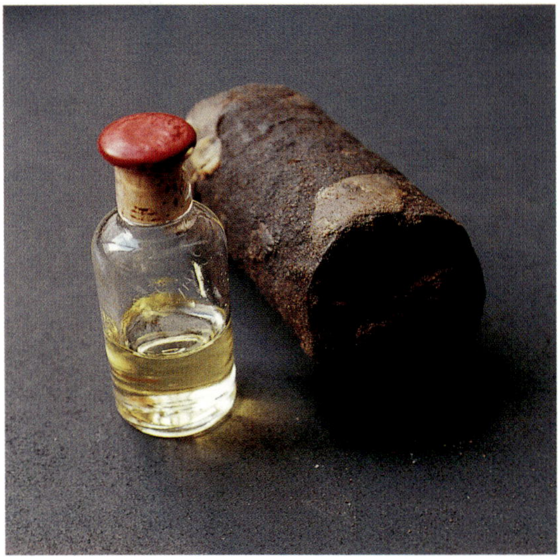

Abb. Steinöl und Bohrkern

Kennzeichnung, Geochemie: Kohlenwasserstoffgemisch mit vorwiegend 10–13 C-Atomen im Molekül. Scheidet sich als sogenanntes *„Mittelöl"* zwischen 180 und 250° C bei der *fraktionierten Erdöldestillation* ab. Für Beleuchtungszwecke und als Treibstoff „Kerosin" für Düsentriebwerke verwendet. *Erdöl* (Rohöl) – in früheren Zeiten als „Petroleum" (petrus/lat. = Stein, Fels) bezeichnet – ist ein Gemenge organischer Substanzen. Hauptbestandteile sind Alkane oder Naphthene sowie zyklische Kohlenwasserstoffe. Entstehung aus fossilem (meist tertiärzeitlichem) Meeresplankton durch Bitumisierung bei ca. 1000 atm (= 1000 bar = 10^8 Pa) Druck und Maximaltemperaturen von 200° C.

In der Homöopathie verwendet: *Steinöl* (Oleum rectificatum) nach Entfernung der Leicht-, Schwer- und Rückstandsöle sowie der hochmolekularen Vaseline und Paraffine. Bevorzugt wird Petroleum mit geringem Anteil an niedrig siedenden Anteilen verwendet (z. B. aus Lagerstätten im Karpatenvorland).

Stoffliches: Gemisch aus aliphatischen Kohlenwasserstoffen (die relativ ungiftig sind) und einigen zyklischen, giftigen. In starken Dosen wirkt Petroleum reizend auf die Schleimhäute des Verdauungstraktes und (durch Ekzeme und Austrocknung) auf die Haut.

Wirkungsrichtung: ZNS und vegetatives NS. Haut; Schleimhäute. Magen-Darmkanal.

Indikation: Haut-, Schleimhaut-, Magen-, Darm- und Rheumamittel. Seekrankheit, Schwangerschaftserbrechen, chronischer Tubenkatarrh, Gehörgangekzem, Tränensack- und Lidrandentzündung, chronischer Bindehautkatarrh, Otorrhoe, Schwerhörigkeit, Nasen-Rachenkatarrh, Ozaena, Gastritis, nervöse Dyspepsie, Diarrhoe, Pädatrophie, Blasen- und Harnröhrenentzündung, nässende Ekzeme mit Juckreiz, chronischer Rheumatismus, Arthritis, Arthrosen.

Arzneimittelbild:

1. Geist und Gemüt: *verärgert,* beleidigt, *aufbrausend* wegen Kleinigkeiten. Ängstlich, *unentschlossen, depressiv.* Arbeitsunlustig, verwirrt, *große Vergeßlichkeit,* verliert die Orientierung. Delirien. *V: Schreck, Verdruß.*

2. Leib: *Hinterkopfschmerz, „schwer wie Blei", ausstrahlend; Schwindel mit Übelkeit. V: Bewegung, Aufwärtsblicken, Aufrichten, Bücken, in Kopftieflage, Schaukeln.* Juckende Ausschläge auf dem Kopf, Haarausfall. *Trockene Schleimhäute* (Augen, Nase, Rachen, Gehörgänge). Augen rot. Wunde Augenwinkel, Tränenfluß, Fistelbildung. Ausschläge auf den Lidern. Sehstörungen. Ohrgeräusche, Schwerhörigkeit, nässender Ausschlag in und hinter den Ohren, eitriger Ohrfluß. Nase rissig; eitrige, scharfe, übelriechende Absonderung. Borkenbildung. Heiserkeit. Trockener Husten, zäher Schleim. Räusperzwang. *V: Winter, beim Niederlegen, nachts.* Stechen in der Brust mit Rasseln. Puls unregelmäßig. *Kältegefühl in der Herzgegend* mit Angst, kaltem Schweiß und Ohnmachtsgefühl. Zunge weiß belegt. Foetor ex ore, Zahnfleisch geschwürig, Unterkieferdrüsen geschwollen. Durst. *Verlangen nach Bier, Kältegefühl im Leib. Heißhunger, auch nachts, krampfhafte und brennende Magenschmerzen mit Druckgefühl. Sodbrennen, Aufstoßen. Essen bessert vorübergehend. Abneigung gegen Fleisch, Fett und gekochte Speisen. Brechreiz und Schwindel beim Fahren, Gehen und Schaukeln.* Wäßrige und schleimige Durchfälle, schmerzhafter Stuhldrang, stinkende Blähungen. Große Schwäche. *V: frühmorgens, Kraut und Kohl. Hungergefühl nach Stuhlgang.* Häufiger Harndrang, Urin scharf, blutig, stinkend mit Sedimenten, *schneidende Schmerzen in der Harnröhre, Nachtröpfeln.* Gesteigerter Geschlechtstrieb, *übelriechender Schweiß. Wundmachender, juckender, schwächender Ausfluß (Achselhöhlen, Füße, Kopf, Hände und Geschlechtsteile).* Haut rauh, rissig, blutend, schrundig. *Eiterungsneigung. Nässende Ausschläge an der Haut/Schleimhautgrenze.* Furunkel im Nacken. Frostbeulen. *V: Winter, Kleiderdruck.* Rheumatische Schmerzen in Rücken und Gliedern, *Krachen und Knacken in den Gelenken, Neigung zu Dislokation,* Krämpfe in Oberschenkeln, Waden und Füßen. *V: vor Gewitter und atmosphärischen Störungen (Knie, Nacken, Calcaneus). Stechen zwischen den Schulterblättern, Taubheitsgefühl im Rücken. B: Sommer, warmes Wetter, trockene Luft. Essen und Trinken.* Leichte Erkältlichkeit, Frieren und Frösteln. Kopf heiß, Extremitäten kalt. Übelriechender Nachtschweiß mit heißen Füßen. Große Tagesmüdigkeit, nachts unruhiger Schlaf.

Verwendete Potenzen: D4, D6, D30, D200.

Ähnliche Mittel: Acidum nitricum, Alumina, Causticum, Graphites, Hepar, Oleander, Psorinum, Silicea, Staphisagria, Thuja, Viola tricolor, Mercurius, Cocculus, Sulfur, Dulcamara.

Phosphorus

Gelber Phosphor

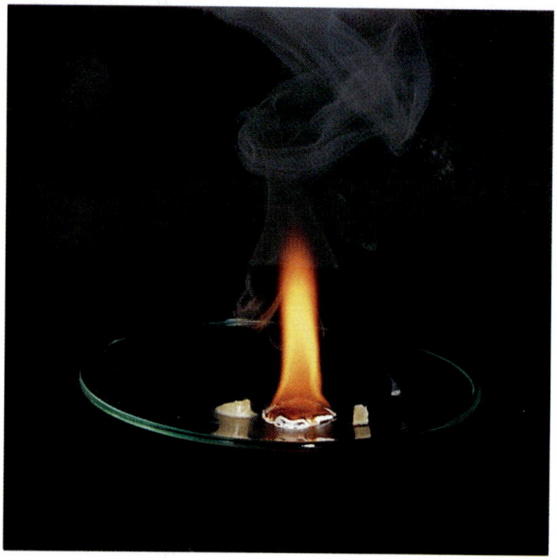

Abb. Gelber Phosphor; Selbstentzündung

Kennzeichnung, Geochemie: Phosphor (P), griech. „Lichtträger", gilt der giftigen *gelben* Modifikation, die durch Oxidation im Dunkeln leuchtet (Aufbewahrung unter Wasser, sonst Selbstentzündung). Bei Lichtzutritt entsteht *roter* bzw. *violetter* Phosphor. Die stabilste Form ist der *schwarze* Phosphor (ein Halbleiter), der durch Druck und Hitze aus gelbem Phosphor entsteht. Technische Gewinnung aus Phosphaten (siehe Phosphorit). P ist im Organismenreich weit verbreitet; eine besondere Rolle spielt P im Energiestoffwechsel (ADP und ATP) sowie als Baustein der DNA und RNA. Phosphate sind wichtige Pflanzendünger, organische Phosphorverbindungen finden Anwendung im Pflanzenschutz.

In der Homöopathie verwendet: gelber Phosphor.

Stoffliches: Wichtigster Angriffsort sind die Organ- und Funktionssysteme des Stoffwechsels bzw. die Vorgänge des Zellstoffwechsels, die schweren Störungen ausgeliefert werden. Die Aggressivität des Phosphors entfaltet sich mehr im akuten und subakuten Bereich. Die toxikologische Wirkung der Insektizide (und Kampfgase) unterscheidet sich von der der anorganischen Phosphorverbindungen sehr deutlich (hier kommt es besonders zur Blockade der Cholinesterase).

Wirkungsrichtung: ZNS. Knochen. Gefäßnerven und Kapillaren. Schleimhäute. Fettige Degeneration fast aller Organe (besonders Herz, Leber, Nieren, Nervus opticus).

Indikation: Erschöpfungszustände und Kollapsneigung nach Infektionskrankheiten. Rachitis. Neurasthenie, nervöses Herzklopfen. Hämorrhagische Diathese. Neigung zu Organdegeneration. Bronchopneumonie und Folgen. Bronchitis, Asthma bronchiale, degenerative Sehnervenveränderungen, Retinopathie. Hyperthyreose, chronische Herzinsuffizienz, Stenokardie, Myokarditis, Gastritis, Ulcus ventriculi, Hepatitis, Dyspepsie, Diarrhoe, Nephritis, Periostitis, Osteomalazie, Neuralgien, Neuritiden, Rückenmarksleiden.

Arzneimittelbild:

1. Geist und Gemüt: *Überempfindlich gegenüber Eindrücken mit Gemütserregung. V: Licht, Geräusche, Gerüche, Berührung (kitzelig).* Lebhaft, *unruhig, hektisch,* ekstatisch. Ahnungen, Delirien. *Rasche geistige und körperliche Erschöpfung, unkonzentriert, vergeßlich,* apathisch, traurig, *deprimiert.* Lebensüberdruß, *Furcht und Widerwillen vor geistiger Arbeit, unfähig dazu.* Empfindsam, anlehnungsbedürftig, kommunikativ, leidenschaftlich, boshaft, herrschsüchtig. *Angst: Alleinsein, Gewitter, Dämmerung, abends, Heimweh. V: Aufregungen. Ohnmachtsneigung.*

2. Leib: *Beschwerden haben brennenden Charakter. Hektische Röte, Gesicht* ödematös geschwollen. Kongestiver Kopfschmerz, *Schwindel. V: morgens, Wärme, geistige Anstrengung, Sturm, Wetterwechsel, Gewitter. B: Kälte und Essen. Reißen in den Kieferknochen.* Zahnfleischbluten. Niesen. Nasenbluten. *Überempfindlicher Geruchsinn.* Kongestion in den Augen, Sehstörungen. *Schwäche der Augen nach Überanstrengung, rasche Zunahme der Kurzsichtigkeit in der Pubertät. Scharfes Gehör.* Ohrgeräusche, Schwerhörigkeit. Rachen rot, trocken, glänzend, schwerlöslicher, heller Schleim. Kehlkopf empfindlich. V: Berührung, kalte Luft, *Stimmlosigkeit. Ständiger Hustenreiz mit brennenden Schmerzen. V: Kälte, Sprechen, Lachen, Essen, Trinken, Niederlegen, Gerüche, vom Warmen ins Kalte. Nervöser Husten; Husten mit Erstickungsgefühl, muß die Brust halten. V: Links-Liegen.* Wenig, auch blutiger Auswurf. *Beklemmung mit Angst, Atemnot und Schwäche. Stiche in der Brust. Pulsieren im ganzen Körper. Herzklopfen,* bei Erregung, bei körperlicher Anstrengung. Lebergegend druckempfindlich. Zittrige Schwäche bei leerem Magen, Ohnmachtsneigung. *Heißhunger, großer Durst, auch nachts. Verlangen nach Saftigem, nach kalten Getränken, die erbrochen werden. Brennen im Magen und Ösophagus. Hochkommen von Speisen, saures Aufstoßen, Erbrechen von Blut. V: nachts, 21–24 Uhr.* Abneigung gegen gekochte Milch. Bauch hart, Rumoren in den Gedärmen. *Schmerzlose, stinkende, erschöpfende Durchfälle, Afterbrennen. „Bleistiftstühle". Stuhl wie „Hundekot", Obstipation, Stuhlinkontinenz.* Harn eiweißhaltig, blutig. Harninkontinenz. Gesteigertes geschlechtliches Verlangen bei sexueller Schwäche, Onanieneigung. Menses zu früh, zu lange, zu stark. Stechen in den Brüsten. *Vikariierende Blutungen, herabgesetzte Blutgerinnung.* Neigung zu Geschwürsbildung und Fisteln, Polypen, Granulationen. *Hautjucken und -brennen. Brennen zwischen den Schulterblättern. B: Reiben.* Rheumatische und gichtische Beschwerden. Neuralgien, Anästhesien, Parästhesien, Spasmen. Koordinationsstörungen, Stolpern, Lähmigkeit in Armen und Beinen. Nächtliche Knochenschmerzen.

Verwendete Potenzen: D12, D30, D200.

Ähnliche Mittel: Acidum phosphoricum, Acidum picrinicum, Calcium phosphoricum, Natrium muriaticum, Carbo vegetabilis, Croton, Acidum nitricum, Hamamelis, Mandragora, Iodum, Hedera.

Platinum metallicum

Metallisches Platin

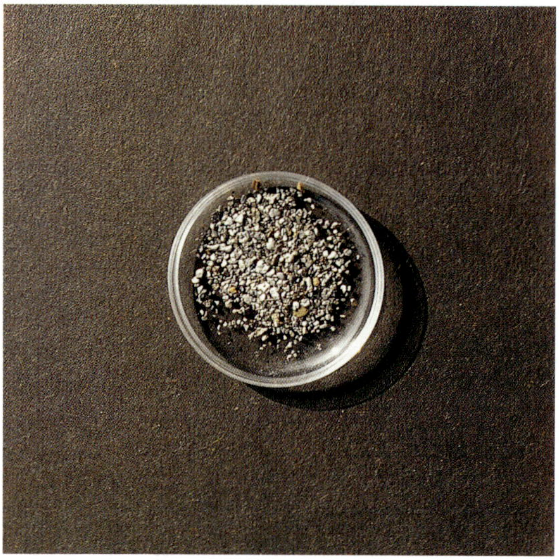

Abb. Platin gediegen

Kennzeichnung, Geochemie: Platin (Pt) – der Name stammt aus dem Spanischen und bedeutet „silberähnlich" – wurde erstmals im 18. Jhdt. aus Kolumbien (wo es die Einheimischen schon früher verwendet hatten) bekannt. Wegen des kleinen Atomdurchmessers und großer Kernladung sind die Außenelektronen fest gebunden. Pt wird entweder gediegen (oft mit Nickelerzen vergesellschaftet) oder als Arsenid gefunden. Das mäßig harte, duktile, schwer schmelzbare Edelmetall wird für Katalysatoren, Schmuck und Laborgeräte verwendet.

In der Homöopathie verwendet: metallisches Platin; fallweise Platinum iodatum.

Stoffliches: In feiner Verteilung wird das Metall zu Oxidations- und Reduktionsanalysen häufig benutzt, dabei ist die Wirkung direkt proportional zur Oberfläche des Metalls. Platin gilt als ungiftig für den Organismus, ist aber noch nicht ausreichend geprüft. Pt-Verbindungen (z. B. Platinchlorid) wirken hautreizend, ebenso Pt-Oxid. CHARETTE berichtet über Sehstörungen infolge Anämie in den Sehnerven bei Minenarbeitern im Ural.

Wirkungsrichtung: ZNS. Weibliches Genitale. Periphere Nerven. Magen-Darmkanal.

Indikation: Kongestive und nervöse genitale Überempfindlichkeit, Pruritus vulvae, Nymphomanie, Vaginismus, Dysmenorrhoe, Menorrhagie, Myomblutung, Ovarialneuralgien, Metritis, Fluor albus, Uterusprolaps, Inkontinenz, Enuresis, Hysterie, Globus hystericus, Krampfdiathese bei Frauen und Kindern, Krämpfe bei Kleinkindern (nach Onanie), Obstipation der Schwangeren, auf Reisen (wenn die Örtlichkeit nicht den Anforderungen entspricht), Größenwahn, Zwangsideen, Puerperalmanie, Verlust des Empfindens für Proportionen, Depression, Migräne, Neuralgien, Neuritiden, Ischias.

Arzneimittelbild:

1. Geist und Gemüt: Unruhig, *plötzlicher Wechsel der Stimmung und des Verhaltens.* Übersteigerte Bedürfnisse und Triebwünsche. Unruhig, überempfindlich, überschätzt sich und seine Qualitäten, *übertreibt. Sieht auf andere hinunter, sieht Gegenstände und Personen kleiner, als sie sind, und sich selbst hoch und erhaben.* Kokett, lügnerisch. *Mürrisch, gleichgültig, kalt.* Ängstlich, kleinlaut, Neigung zu weinen, stille Melancholie mit *Todesfurcht,* Ablehnung von Trost und Zuspruch. *Verlangen nach Stille und Alleinsein.* Grübelt. Angst, den Verstand zu verlieren. Depressiv nach Frustration. Sexuelle Zwangsvorstellungen, Manien, Mordimpulse, religiöser Wahn. *V: abends.* B: im Zimmer. *Alternieren der physischen Symptome und der Gemütssymptome.*

2. Leib: *Kopfschmerz* dumpf, zusammenpressend, *„wie ein Brett vor dem Kopf", in Stirn, Schläfen und Hinterkopf mit Kälte und Taubheitsgefühl in Teilen des Kopfes und des Gesichtes.* Schwindel, Flimmern vor den Augen, Ohrgeräusche. Niesen, Stock- und Fließschnupfen. Wegbleiben der Stimme. *Krampfartige Schmerzen, gefolgt von Taubheitsgefühlen und Kälte, periodisch steigend und fallend,* in der Trachea, am Ösophagus (Globusgefühl), im Epigastrium (Blähsucht mit Kollern und schneidenden Schmerzen, *lautes Aufstoßen*), in den Eingeweiden *(als würden sie zur Wirbelsäule gezogen),* am Herzen *(als stünde der Tod bevor),* am Darm (*häufiger erfolgloser Stuhldrang* mit wenig Stuhl und erschwertem Abgang mit Schaudern. Obstipation, Stuhl hart und trocken, *kleine Mengen lehmartigen Stuhls bleiben am Anus haften.* Hämorrhoiden. Schwangerenobstipation. V: Reisen), in den Muskeln und Gliedmaßen *(Gefühl von Lähmigkeit wie nach einem Schlag.* Lumbago. B: Druck, Rückwärtsbeugen), in den Geschlechtsorganen (*Blutandrang mit Herabdrängen, als ob die Regel kommen wollte,* mit *Überempfindlichkeit gegen Berührung.* V: Kleiderdruck an der Vulva, während des Koitus. Gesteigerte Erregung, wollüstiges Kribbeln, Beklemmungsgefühle mit Herzklopfen und Weinen. *Verlangt nach Koitus oder Masturbation*). *Neigung zu Spasmen.* Regel zu früh, stark, schmerzhaft, dunkel, klumpig. Schlaflos, krampfhaftes Gähnen, laszive Träume. Erwachen um 3 Uhr. Zittern durch den ganzen Körper. Neuralgien, Parästhesien und Anästhesien. Hautjucken.

Verwendete Potenzen: D6, D8, D30, D200.

Ähnliche Mittel: Lilium, Stannum, Aurum, Hyoscyamus, Origanum, Ignatia, Palladium, Moschus, Crocus.

Plumbum metallicum

Metallisches Blei

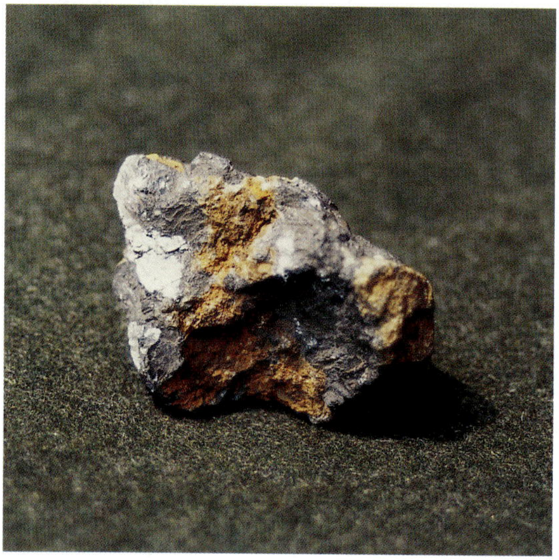

Abb. Bleiglanz

Kennzeichnung, Geochemie: Blei (Plumbum, Pb) findet sich hauptsächlich als *Bleiglanz* (Bleisulfid, PbS) in würfeligen Kristallen. Härte $2\frac{1}{2}$. Pulverfarbe: schwarz. In hydrothermalen Lagerstätten. Verwendung in der Farbenindustrie, in Akkumulatoren und in Legierungen mit anderen Metallen sowie – noch immer – als Antiklopfmittel im Benzin. Es findet sich in kontaminierten Klärschlämmen, in Flüssen und küstennahen Gewässern und in deren Sedimenten.

In der Homöopathie verwendet: Reines, metallisches Blei und Bleiazetat (Plumbum aceticum).

Stoffliches: Pb ist ein blaugraues, weiches und dehnbares Schwermetall. Giftig. Blei wird besonders leicht in Form organischer Verbindungen vom Organismus aufgenommen: vornehmlich durch Inhalation von verbleiten Benzindämpfen und Industrieabgasen bzw. durch Ingestion von damit kontaminierten Nahrungsmitteln, besonders durch Akkumulation über diverse Nahrungsketten. Als schweres Speichergift mit Langzeitwirkung greift Blei in den Zellstoffwechsel ein (durch Zellatmungsblock) und schädigt die Gefäßendothelien; in weiterer Folge kommt es zu Schädigungen des blutbildenden Knochenmarks, der Leber und des Nervensystems – vor allem als Konsequenz der Sklerosierung der Gefäßwände und durch Speicherung. Bei chronischer Vergiftung lagert sich Pb in den Knochen ab. Pb-Ionen hemmen u. a. die Porphyrinsynthese, stören Mitosen und verändern Strukturen in Mitochondrien.

Wirkungsrichtung: ZNS, peripheres NS, Gefäßnerven. Glatte Muskulatur. Nieren, Blase. Magen-Darmtrakt. Blutdrucksteigerung.

Indikation: Sklerose. Blasse Hypertonie. Angiospasmen, Endarteriitis. Neuritiden (Nervus opticus), Amaurose, Neuralgien (chronischer Ischias). Anästhesien, Hyperästhesien. Beschäftigungskrampf; Extensorenlähmung, Stimmbandparese. Ikterus. Leberzirrhose. Blasentenesmen. Porphyrinurie, Albuminurie. Chronische Nephritis und Nephrosklerose. Magen- und Darmkoliken, spastische Obstipation. Dysmenorrhoe, habitueller Abort, Unfruchtbarkeit, Vaginismus; intermittierendes Hinken. Zu versuchen bei Paralyse und progressiver Muskelatrophie.

Arzneimittelbild:

1. Geist und Gemüt: Reizbar, erschreckbar, *schweigsam, traurig, findet die rechten Worte nicht,* unfähig zu begreifen und sich zu erinnern; *große Gedächtnisschwäche, Verlangsamung,* Apathie. *Furcht vor Unglück, Angst, ermordet oder vergiftet zu werden.* Lebensüberdrüssig; Delirien mit Selbstmordversuch. Ohnmachtsneigung.

2. Leib: *Blasse, erdige Gesichtsfarbe,* geschrumpfte, faltige Haut, schlechte Durchblutung, Haarausfall. *Drückende Kopfschmerzen mit Schwindel. V: Bücken, Aufwärtssehen, körperliche und geistige Arbeit, Bewegung.* Kopfschmerz mit Obstipation und Mutlosigkeit. Epileptische Zuckungen bei Berührung von glatten Dingen. Sehschwäche infolge Nervenlähmung, vorübergehende oder bleibende Blindheit nach Ohnmacht. Atrophie der Sehnerven (Entzündung des Nervus opticus oder Folge von Gefäßspasmen). Glaukom, Skleren ikterisch. Ohrensausen, fortschreitende Schwerhörigkeit. *Zahnfleisch geschwürig, schieferfarbener Saum,* lockere Zähne, Speichelfluß. Heiserkeit mit Stimmlosigkeit, reichlich zäher, gelbgrüner Schleim aus dem Hals. Trockener, krampfhafter Husten. *Speiseröhren- und Magenkrämpfe, kann nichts Festes essen, mit Lähmungserscheinungen.* Abnahme des Appetits, Erbrechen, Abmagerung. *Krampfhafte, ausstrahlende Schmerzen mit Einziehung der Bauchmuskulatur. B: Gegendruck, Zusammenkrümmen und Strecken. V: leiseste Berührung. Puls hart, klein, 40–50 Schläge,* Herzschwäche. Festsitzende Blähungen, Stuhl knollig, hart, schwarz. *In den Rücken ausstrahlende Darmkoliken mit Rumpeln und Drängen. After wie hochgezogen.* Blasenkrämpfe. Verminderte Harnmenge, tropfenweise, albuminös. Schmerzen in Hoden und Samensträngen, *Hoden krampfhaft hochgezogen,* Schrumpfung, Impotenz. Starke Regelblutung, Amenorrhoe, Uteruskrämpfe, Abortusneigung, Totgeburten. *Hyperästhesie der Vulva und Vagina, Vaginismus.* Stechen in der Brust. Versiegen der Milch. Heftige, reißende, bohrende, anfallsartige Neuralgien, örtliche Hyperästhesien und Anästhesien. Hautbezirke empfindlich gegen Berührung und kalte Luft. *Krampfneigung und Stellung der Muskeln, Lähmung, kann nichts hochheben.* (Lähmung der Handstrecker, Beugekontraktur.) *V: Bewegung, nachts, kaltes und klares Wetter.* B: Starkes Reiben, Druck, Zusammenkrümmen. Ischias. Intermittierendes Hinken; Schwäche, *Zittern und Zucken, „wie von elektrischen Schlägen".* Drüsenschrumpfung. Haut kalt und trocken, unelastisch. Leberflecken. *Abmagerung.*

Verwendete Potenzen: D6, D12, D30, D200.

Ähnliche Mittel: Aurum, Barium carbonicum, Conium, Acidum nitricum, Alumina, Strontium, Causticum, Cuprum, Magnesium phosphoricum, Opium, Arsenicum, Silicea.

Selenium Selen

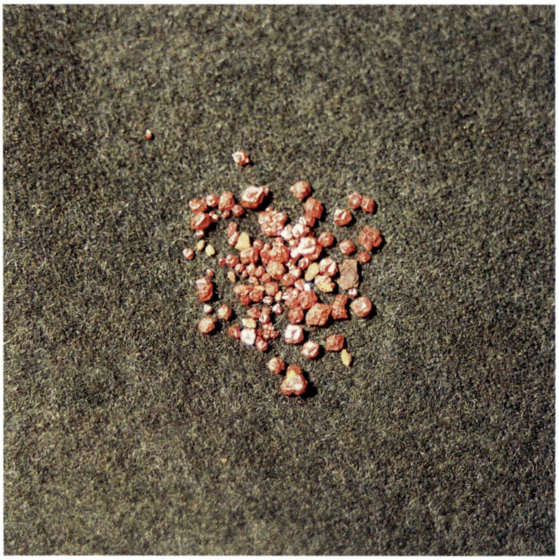

Abb. Amorphes Selen

Kennzeichnung, Geochemie: Selen (Se) hat mehrere Modifikationen: *grau*-metallisch, *rot*-nichtmetallisch, *dunkelrot*-glasig/amorph. Metallisches Selen ändert seine Leitfähigkeit unter Lichteinfluß. (Selen/griech. = Mond). Selen kommt besonders in Metallsulfiden und in vulkanischen Gesteinen gemeinsam mit Arsen, Tellur und Schwefel vor. Verwendung der grauen Modifikation in der Fotovoltaik, der roten als Färbemittel von Glasuren, als Katalysator bei organischen Synthesen, zur Düngung und zur Schädlingsbekämpfung. Selen entweicht als Flugstaub den Röstöfen bei der Herstellung der Schwefelsäure.

In der Homöopathie verwendet: amorphes Selen.

Stoffliches: Selen gehört als Bestandteil des Enzyms Glutathion-Peroxidase (das die Membranlipide vor Oxidationsprozessen schützt) zu den essentiellen Elementen des tierischen und menschlichen Organismus. Während reines, peroral aufgenommenes Selen ungiftig ist, sind Selenverbindungen (Selenate, Selenide, Selenwasserstoff) als Inhalate toxisch (besonders relevant in selenverarbeitenden Industriezweigen). Infolge gestörten Selenstoffwechsels kann die intrazelluläre Atmungskette geschädigt werden. Mineraldünger und Schwermetalle binden Se im Boden, sodaß es nicht ausreichend in die Nahrungskette gelangt. Selenmangel bedingt erhöhte Infektions- und Krebsanfälligkeit, Bluthochdruck, Rheuma, Leberfunktionsstörungen. Gleichzeitige Einnahme von natürlichem Vitamin E optimiert die Selenwirkung, weil es ebenfalls als Antioxidans wirkt.

Wirkungsrichtung: ZNS. Männliche Geschlechtsorgane. Periphere Nerven. Kehlkopf. Haut.

Indikation: Neurasthenie, Rekonvaleszentenmittel, Folgen von Überanstrengung, Schlaflosigkeit, sexuellen Exzessen, Entzündungen im Urogenitaltrakt. Sexualneurosen. Heiserkeit der Redner und Sänger, Lungen- und Kehlkopftuberkulose, Migräne, Neuralgien; seborrhoisches Ekzem, Akne vulgaris, Dyshidrose. Dyspepsie, atonische Obstipation, Kreuz- und Rükkenschmerzen nach Spermatorrhoe, Prostatorrhoe, Pollutionen, Impotenz.

Arzneimittelbild:

1. Geist und Gemüt: *Große geistige und körperliche Schwäche.* Ohne Spannkraft, arbeitsunlustig. Große Vergeßlichkeit. Müde, gehemmt, menschenscheu, betrübt, melancholisch, verzweifelt. Erregt, *schwatzhaft,* Stottern. *Verlangen nach Stimulantien, großes Bedürfnis zu liegen und zu schlafen. B: abends.*

2. Leib: Morgendliche Verschlimmerung. *Kopfschmerz, nervös, periodisch über dem linken Auge. V: Geräusche, nach Wein- und Teegenuß, Besonnung, Anstrengung, Gerüche. Gesicht fettig glänzend,* Ausfallen der Kopf- und Körperhaare. Augen rot, entzündet; Sandgefühl, Myopie. Unverträglichkeit von Luftzug. Nasensekret, teils flüssig, teils schleimig-klumpig, teils gestockt. Geruchsverlust. Nasenbohren. Knoblauchartiger Geruch aus Nase und Mund. Vorwiegend *morgendliche Heiserkeit mit großer Trokkenheit im Mund, Rachen und Kehlkopf. Räusperzwang mit Auswurf wie gekochte Stärke,* auch blutvermischt. Zunge weiß belegt. *V: nach Schlaf, Appetitlosigkeit. Verlangen nach Schnaps, Wein, Tabak und Verschlimmerung dadurch.* Schwindel mit Aufstoßen und Erbrechen. *Eine Stunde nach dem Essen ist die Verschlimmerung am größten mit Erschöpfung. Gefühl des Pulsierens im ganzen Körper. Nachts Heißhunger.* Harter, großknolliger, trockener Stuhl, schwer zu entleeren; ohne Drang. Afterschmerzen. Unwillkürliches Harnträufeln. *„Gefühl, als ob ein Tropfen die Harnröhre entlanglaufe", beim Gehen, Lachen, nach Stuhl und Harnentleerung. Ziehende Schmerzen in den Hoden.* Langsame und schwache Erektionen. Sexuelle Reizbarkeit mit sexuellen Vorstellungen beim Anblick einer Frau oder nach Traum, bei sexueller Schwäche. Impotenz. Ejaculatio praecox. *Unwillkürlicher Samenabgang.* Schwäche und Erschöpfung nach Koitus, reizbar, deprimiert. Rückenschwäche. *Haut fettig, glänzend,* Neigung zu Ausschlägen, Komedonen, Effloreszenzen, mit oder ohne Juckreiz. *Ekzemneigung an den Händen, am Handteller oder zwischen den Fingern.* Jucken. Nagelveränderungen. *Frieren und Frösteln mit Angst vor Luftzug, aber Lufthunger.* Schweißneigung auf der Brust, an den Genitalien, in den Achselhöhlen, nach Anstrengung, beim Erwachen morgens nach Koitus. *Unverträglichkeit von Wärme, heißem Wetter, Sonnenhitze. Großes Bedürfnis, lange zu schlafen,* Träume mit Verlangen nach Koitus, erst in der Früh erholsamer Schlaf.

Verwendete Potenzen: D6, D12, D30, D200.

Ähnliche Mittel: Acidum phosphoricum, Acidum picrinicum, Kalium phosphoricum, Staphisagria, Silicea, Sulfur, Thuja, Acidum nitricum, Caladium, Agnus castus, Argentum nitricum.

Acidum silicicum, Silicea Siliziumdioxid, Quarz, Bergkristall

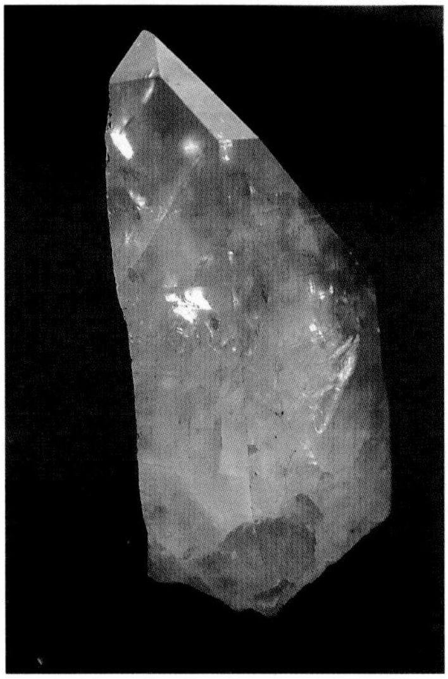

Abb. Bergkristall

Kennzeichnung, Geochemie: Silizium (Si) ist (neben Sauerstoff) mit 27,7% das weitest verbreitete Element der festen Erdrinde. Während der *Kohlenstoff* das dominierende Element in der *Welt der Organismen* ist, bildet *Silizium* in seinen diversen Verbindungen das *Gerüst im anorganischen Bereich.* Das Atomgitter des Si hat Diamantstruktur. Vorkommen: In magmatischen Schmelzen sind die chemischen Bestandteile zunächst in Form von Kieselsäure-Ionen und Ionen verschiedener Metalle verteilt. Beim Abkühlen verbinden sich die SiO_4-Ionen untereinander und mit den Metallen unter Bildung diverser *Silikate.* Zuletzt werden die restlichen Hohlräume von dem noch vorhandenen überschüssigen SiO_2 als derber *Quarz* oder *Bergkristall* (Siliziumdioxid, SiO_2, Härte 7) ausgefüllt. Das Raumgitter der trigonalen Quarzkristalle besteht aus Silizium-Sauerstoff-Tetraedern in dichtester Packung. Sedimentäre Ablagerungen als *Kieselgur* sind Reste der Schalen einzelliger Meeresorganismen.

In der Homöopathie verwendet: wasserhältiges, polymerisiertes SiO_2 aus Bergkristall.

Stoffliches: SiO_2 ist in Kieselalgen, Schachtelhalmen und Gräsern in den Zellwänden als Stützsubstanz gelagert, ebenso bei Kieselschwämmen als Skelettnadeln. Höhere Organismen speichern es in der Epidermis und im Bindegewebe. Feinste Quarzkriställchen werden in den Zellen phagozytiert. Silikose entsteht durch Inhalation von Quarzstaub.

Wirkungsrichtung: Konstitutionsmittel. Bindegewebe; Knochen; Lymphgewebe; Haut und Anhangsgebilde.

Indikation: Konstitutionsmittel. Chronische Eiterungsprozesse, wie Furunkel. Abszesse, Phlegmonen, Panaritien, Karbunkel; chronische Sinusitis und Otitis, Mandelabszesse. Fistelbildung; chronische Haut- und Nagelstörungen. Keloidbildung, Narbenbeschwerden. Ekzeme. Bindegewebsschwäche, Neigung zu Verhärtung, Schrumpfung und Neubildung an Haut, Drüsen und Lymphknoten. Verschleppte Neuralgien. Rheuma, Gicht. Asthma. Folgen von Impfung, Durchnässung. Unterdrückungssyndrom.

Arzneimittelbild:

1. Geist und Gemüt: *Überempfindlich, ängstlich,* unterschätzt sich, *„das geringste Wort bringt sie zum Weinen". Will nicht angefaßt werden.* Aufrichtig, Gewissensbisse wegen Kleinigkeiten, mangelnde Merkfähigkeit und Konzentration, niedergeschlagen, *„innerer Lebensüberdruß"* (HAHNEMANN). Heimweh. *Angst vor Konfrontation, Versagen, vor Nadeln,* beraubt zu werden, vor Verantwortung. *V: morgens, geistige Anstrengung, Erschöpfung. B: warm einhüllen.*

2. Leib: morgens, Denken erschwert. Blutandrang im Kopf, „zum Platzen", vom Nacken zum rechten Auge ziehend, Schwindel. V: Wind, Zugluft, Anstrengung, Lärm, Sprechen, Bücken, Schreck. B: Wärme, Liegen. Kopf und Hals schweißnaß. Epileptische Anfälle, Schlafwandeln. V: Neumond. Augen schleimig-eitrig, Gerstenkörner, Ohren wie zu, Ohrgeräusche. V: Geräusche; dünne Absonderung. Niesen, Stockschnupfen, Krustenbildung oder scharfer Fließschnupfen. Nasenbluten, Verlust des Geruchsinns. Polypen. Übler Mundgeruch, Grätengefühl im Hals, erschwertes Schlucken, Drüsenschwellung. *Gefühl eines Haares auf der Zunge. Zähne locker, wie zu lang, erschwerte Dentitio,* mangelhafter Schmelz. Erschütternder Husten mit starkem Rasseln. *V: Einatmen kalter Luft.* Schleimig-eitriger, übelriechender Auswurf. *Unverträglichkeit von Milch, Alkohol, Ekel vor Fleisch und warmen Speisen.* Erbrechen. Gasansammlung. Koliken, stinkende Stühle, Diarrhoe. Verstopfung, *„Stuhl gleitet trotz großer Anstrengung zurück." Afterjucken und -brennen. Fissuren, Fistelbildung.* Häufiger Harndrang mit Brennen, nachts. Harn trüb, reich an Sedimenten. Morgens schmerzhafte Erektionen. V: Koitus. Zerschlagenheitsgefühl. Jucken und Nässen am Genitale. Eiseskälte bei starker Menstruation. Amenorrhoe. *Ausfluß wäßrig, wundmachend, übelriechend.* Herabdrängen in der Vagina, drohender Abortus. Brustwarzen eingezogen, Knotenbildung. Kind verweigert die Brust und erbricht. Zittern und Schwäche in Gliedern und Gelenken, Reißen, Stechen, Taubheit. V: Darauf-liegen, „wie gelähmt überall". Wadenkrämpfe, Kontraktion der Sehnen, Überbeine, Neigung zu Deformation, Knotenbildung. Ischias. *Drüsen geschwollen, hart, indolent, torpid, eiternd und schmerzhaft.* Haut trocken, unheilsam, *Eiterungsneigung. Nägel gelb, spröde, geschwürig verändert.* Fußschwielen, Keloide, Warzen. Schläfrig, aber schlaflos. Aufschrecken. *Mangel an Lebenswärme, Frösteln, kann selbst im Bett nicht warm werden.* Übelriechender Schweiß, Wundheit zwischen den Zehen; Sohlenjucken.

Verwendete Potenzen: D6, D12, D30, D200.

Ähnliche Mittel: Calcium carbonicum, Calcium fluoratum, Barium, Hepar sulfuris, Thuja, Antimonium crudum, Myristica sebifera, Mercurius, Sulfur, Pulsatilla.

Stannum metallicum — Metallisches Zinn

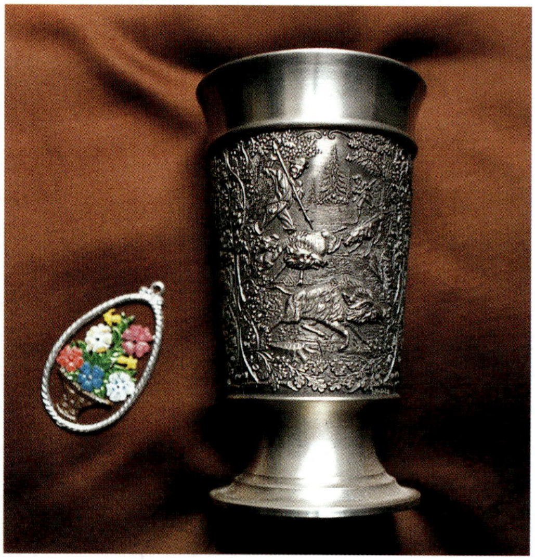

Abb. Ziergegenstände aus Zinn

Kennzeichnung, Geochemie: Zinn (Stannum, Sn) ist ein weiches, hellgraues Metall, das sich unter 13,2° C in sprödes, dunkelgraues Zinn verwandelt („Zinnpest"). Gegen Luft, Wasser und unverdünnte Säuren ist es beständig. Verwendung für Legierungen (Bronze), als Lager- und Lötmetall, zum Verzinnen von Blechen („Weißblech"/Konservendosen). Organische Zinnverbindungen dienen als Fungizide, Desinfektionsmittel und als Stabilisatoren in der Kunststoffindustrie (Verpackungsmaterial). Wichtigstes Zinnerz ist *Zinnstein* (SnO_2), Härte 6–7, metallglänzend, dunkel bis gelbbraun, Pulver farblos, meist derbkörnige bis dichte Aggregate. Vorkommen als *Bergzinn* in Pegmatiten und in Erzgängen in der pneumatolytischen Zone von magmatischen Lagerstätten.

In der Homöopathie verwendet: metallisches Zinn.

Stoffliches: Anorganische Zinnverbindungen werden nach oraler Aufnahme nur in geringem Maß resorbiert, der größte Teil wird wieder ausgeschieden. In geöffneten Konservendosen (oder solchen mit saurem Inhalt) steigt der Zinngehalt stark an bzw. wird dann bedenklich, wenn Zinn in organischen Verbindungen aufgenommen wird; besonders Sn-Verbindungen mit Alkylen wirken toxisch auf das ZNS (bei Inhalation) und auf die Leber (bei Ingestion, worauf bei der Lebensmittelverpackung in Kunststoffolien besonders zu achten ist). Die lebertoxische Wirkung ist infolge der vielseitigen Enzymfunktionen dieses Organs tiefgreifend und – wenngleich zunächst klinisch oft nur latent – besonders nachhaltig.

Wirkungsrichtung: ZNS; peripheres NS. Muskulatur. Bronchien. Weibliches Genitale.

Indikation: Folgen von Rückenmarkserkrankungen, TBC, Karzinom. Nervöse Erschöpfungszustände, epileptiforme Anfälle, Muskelschwäche, Neigung zu Ptosen und lokalen Paresen, Stimmbandschwäche, Schreibkrämpfe, Neuralgien, Neuritiden, chronische Bronchitis, Bronchiektasien. Gastroenteroptose, Leberzirrhose, Senkungsbeschwerden der Beckenorgane. Arthrose, Osteochondrose, Spondylarthrose.

Arzneimittelbild:

1. Geist und Gemüt: *„Alles greift an und erschöpft“*. Bricht die Arbeit bald ab. Traurig, verstimmt, innerlich unzufrieden, gereizt auf Zuspruch, bringt nichts zuwege. Mangelnde Konzentration, menschenscheu, mutlos, depriminiert. *Großes Bedürfnis zu liegen und zu sitzen. V: Sprechen, Gemütserregung, Denken, Arbeiten. B: leichte Bewegung in frischer Luft, Sitzen.*

2. Leib: Krankes Aussehen, eingefallen, dunkle Ringe um die Augen. *Periodisch langsam an- und absteigende Schmerzen,* Stirnkopfschmerz über einem Auge; Übelkeit und Erbrechen. V: morgens, Gerüche. Reißen in den Gesichtsknochen. Gefühl des Schwebens. Stechen und Druck in den Augen mit Sehstörungen. Ohrgeräusche, Verstopfungsgefühl. Schleimabsonderung aus Nasen-Rachenraum, Stockschnupfen, Nasenbluten, V: morgens. Hals rauh, wund; Heiserkeit, Versagen der Stimme, zäher Schleim. Kitzelhusten. *V: Sprechen, Singen, schnelles Gehen, Kälte und nachts. Erschütternder tiefer Husten, Atemnot und Beklemmung, Stiche und Schwäche. Stoßweiser, reichlicher Auswurf, gelb-grün, süßlich; Rasseln. V: Links-Liegen.* Großer Durst. Zäher, übelriechender Schleim im Mund, Geschmack sauer, bitter, metallisch. Zähne locker. *Gieriger, anhaltender Hunger. Öde und Leere auch nach dem Essen.* Schmerz und Druck sowie Berührungsempfindlichkeit im Epigastrium. B: starker Druck. Kollern und Blähsucht. *Vergeblicher Stuhldrang, auch weicher Stuhl wird mit Mühe entleert.* Schleimabgang. Afterbrennen und -vorfall. Schwitzen und Schwäche. Harnverhaltung bei häufigem Drang, Harn übelriechend und spärlich, Harnträufeln. V: nach dem Wasserlassen. Gefühl des Abwärtsdrängens von Gebärmutter und Scheide. Angst und Schwermut vor der Regel, Menses zu früh und zu stark. *Schwächender, reichlicher Ausfluß. Große Tagesschläfrigkeit.* Hautjucken und -brennen. Eintrocknung, Abmagerung. *Lähmungsartige Schmerzen, Schwere und Kraftlosigkeit in Rücken und Gliedern. Beine und Knie versagen. Zittern.* Knacken in den Wirbeln. *V: Anstrengung, Treppensteigen. B: Sitzen, Anlehnen.* Taubheitsgefühle. Unruhe in den Beinen. Frieren und Frösteln. Brennen der Handflächen und Fußsohlen. *Heftiger Nachtschweiß. V: 4–5 Uhr früh.*

Verwendete Potenzen: D4, D6, D12, D30, D200.

Ähnliche Mittel: Zincum, Silicea, Argentum nitricum, Acidum phosphoricum, Acidum picrinicum, Selenium, Arsenicum, Antimonium sulfuratum aurantiacum, Carbo, Plumbum, Cuprum.

Strontium carbonicum Strontiumkarbonat

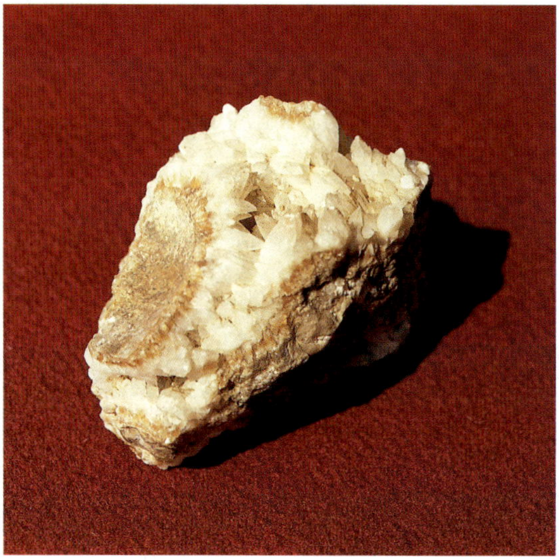

Abb. Strontianit (Strontiumkarbonat)

Kennzeichnung, Geochemie: Strontium (Sr) ist ein Erdalkalimetall. Vorkommen als *Strontianit* (Strontiumkarbonat, $SrCO_3$), Härte $3^1/_2$, durchscheinend weiß-grau bis gelblich, Pulver: farblos, in rhombischen doppelpyramidalen Kristallen, (meist dichten nadeligen) Aggregaten sowie als *Cölestin* (Strontiumsulfat, $SrSO_4$). Beide als Gesteinsgemengteile in Sedimenten. Sie sind wegen ihrer leichten Löslichkeit auch im Meerwasser angereichert. Strontium findet sich auch in sedimentären Verwitterungsböden. Hoher Sr-Gehalt kann Böden unfruchtbar machen.

In der Homöopathie verwendet: Strontiumkarbonat.

Stoffliches: Strontium steht im Periodensystem der Elemente zwischen Kalzium und Barium. Dadurch wird seine Beziehung zum Knochen- und Gefäßsystem deutlich. Sr ist nicht toxisch, aber ein körperfremdes Element; es kann in der Knochenmatrix (besonders in wachsenden Knochen) das Kalzium verdrängen; das hat im Hinblick auf das *Radio-Isotop Sr-90* (ein Betastrahler mit einer Halbswertszeit von 28,5 Jahren) besondere Bedeutung: Sr-90 zählt zu den Radionukliden des „fall-out" bei Kernspaltungsprozessen. Jener der oberirdischen Atombombentests in den fünfziger bis siebziger Jahren ist noch immer nachzuweisen; beim Reaktorunfall von Tschernobyl 1986 waren 4% der freigesetzten radioaktiven Spaltprodukte Sr-90. Durch Regenwasser und diverse Nahrungsketten (Gras, Milch ...) gelangt es zusammen mit Kalzium in die Knochen, wo es sich anreichert und für lange Zeit verbleibt.

Wirkungsrichtung: Knochen. Gefäße.

Indikation: Arteriosklerose, Zerebralsklerose, Hypertonie, drohende Apoplexie, Neuritis, Exostosen (besonders am Femur), Osteoporose (D6), kariöse Knochenprozesse, chronische Verstauchungen, Skrofulose. Folge von fortschreitenden Gefäßprozessen, von Blutungen, nach Operationen mit viel Blutverlust, Folge von Schreck, Vergeßlichkeit, Kälte und Erschöpfung.

Arzneimittelbild:

1. Geist und Gemüt: Verdrießlich, zornig, mit Impuls zu schlagen, grübelnd; Unlust zu sprechen, ängstlich, bang wie von schlechtem Gewissen, müde, *große Vergeßlichkeit,* abgehärmt, zittrig, apathisch.

2. Leib: Blutandrang zum Kopf, *Hitze im Gesicht,* Schmerz vom Nacken aufsteigend. Pulsieren der Arterien. Heftige und verschiedenartige Schmerzen in allen Teilen des Kopfes. *V: durch Anstrengung, abends, in Kopftieflage, Kälte. Zugluft ist unerträglich. B: Wärme, Einhüllen. Schwindel und Übelkeit mit Taumeln wie nach Weintrinken, morgens, mit der Sonne steigend und fallend* (vorwiegend rechtsseitig wirksam). Augen gerötet; Brennen und Stechen, Tränenfluß, grüne Flecken vor den Augen. *Nase trocken, blutige Krusten, Heiserkeit mit Husten, Erstickungsgefühl, Druck am Herzen wie von einer großen Last. V: nachts. Trockener Mund* und Gaumen, gerötet, *Zahnfleisch geschwollen,* Zunge mit Schleim bedeckt, schmerzt wie angefressen, Foetor ex ore. Schluckbeschwerden. *Verlangen nach Bier und Milch, trockenem Schwarzbrot, sonst Appetitlosigkeit.* Abneigung gegen Fleisch, Unverträglichkeit von Wein und Kaffee. *Viel Durst.* Übelkeit. Leib aufgetrieben mit *schneidenden Koliken.* B: Aufstoßen. Abgang von stinkenden Winden. Leberstechen. Stuhl wie Schafmist, schneidende Schmerzen beim Stuhl, anstrengende Entleerung, *Durchfälle* regelmäßig in der Nacht um 3 Uhr, mit Tenesmus und Afterbrennen, glaubt, ohnmächtig zu werden. Hämorrhoiden. Vermehrter Harnabgang, Urin blaß, ammoniakalisch. Juckender, wundmachender Ausfluß, Jucken der Schamlippen, mit Atrophie. Impotenz. Reißen und Brennen in den Gelenken und Gliedern, Zucken in den Muskeln; in Nacken- und Lendenmuskulatur, in der rechten Schulter Gefühl von Spannung, Krämpfe in Waden und Sohlen, Schmerzen in den langen Röhrenknochen, Ischias mit Knöchelödem. Erweiterte Venen, Taubheitsgefühl in Händen und Füßen. *Ödeme an den unteren Extremitäten nach alten Verrenkungen.* Tiefsitzende Knochenschmerzen. Zittern aller Glieder. Lymphdrüsen am Hals, in den Achselhöhlen und Leisten geschwollen. Hautjucken, keine Besserung durch Kratzen, nässende Bläschenausschläge, juckende, aufbrechende Narben. Große Tagesmüdigkeit. Nachts heftiges Schwitzen. B: in Wärme, Sonnenbestrahlung, bei Bewegung, im Freien.

Verwendete Potenzen: D6, D12, D30, D200.

Ähnliche Mittel: Calcium fluoratum, Silicea, Thallium, Tellurium.

Sulfur

Sublimierter Schwefel

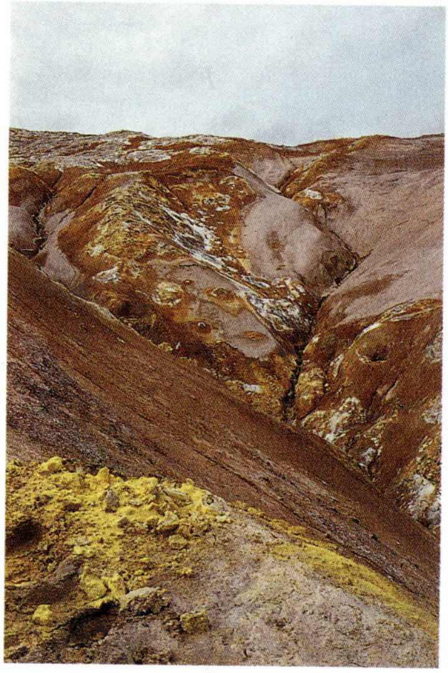

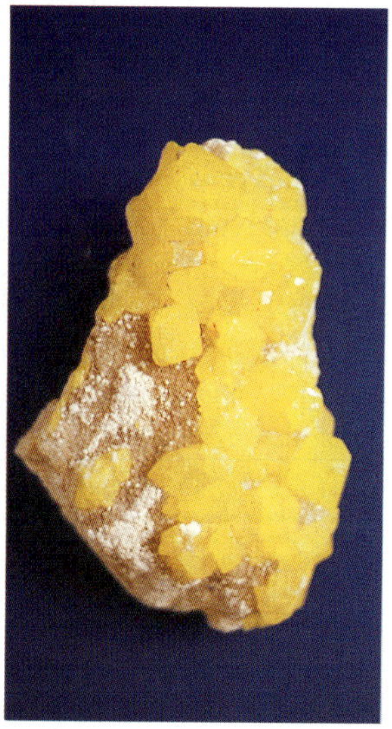

Abb. a) Vulkanische Landschaft mit Sublimationsschwefel (Island)
b) Rhombische Schwefelkristalle

Vorkommen, Geochemie: *Schwefelblüte* scheidet sich aus vulkanischen Dämpfen in gelben, rhombischen, fettglänzenden Kristallen ab. Härte 1½ bis 2, Pulverfarbe: gelb. Schwefelkristalle (vermutlich organogener Herkunft) finden sich auf sedimentären Lagerstätten.

In der Homöopathie verwendet: gereinigte Schwefelblüte.

Stoffliches: Schwefel (S) ist ein wichtiges Bioelement. Schwefelbakterien sind zur Photosynthese mit H_2S befähigt. Pflanzen nehmen S als Sulfat-Ion aus dem Boden, Tiere und Menschen mit der Nahrung auf. Schwefel (als SH-Gruppe) spielt eine wichtige Rolle bei der Bildung von Hormonen, Enzymen und Azetyl-Co-Enzym A (das den Fettstoffwechsel mit dem der Kohlenhydrate verbindet und im Trikarbonsäurezyklus essentiell ist). Akut toxische Verbindungen des Schwefels sind H_2S, SO_2 (Reizung der Atemwege), Schwefelkohlenstoff (Atemlähmung) und die ätzende Schwefelsäure. Chronische Vergiftungen führen zu Störungen des Lipidstoffwechsels und zu Störungen im ZNS.

Wirkungsrichtung: Konstitutions- und Stoffwechselmittel. ZNS, vegetatives NS. Haut; Schleimhäute. Gefäßnerven, Venen und Pfortader. Magen-Darmkanal. Leber. Urogenitalsystem. Muskeln und Gelenke.

Indikation: Konstitutionsmittel, Reaktionsschwäche, schlaffes Bindegewebe. Blepharo-Konjunktivitis, subakute und chronische Katarrhe der oberen Luftwege, Lungen- und Rippenfellentzündung, Gastroenteritis, Hepatopathie mit Pfortaderstauung, Dyspepsie. Seborrhoische und trockene Ekzeme, Akne, Furunkulose, Pyodermie, Ulcus cruris, Psoriasis, Ausscheidungsmittel bei Metallvergiftungen, Muskel- und Gelenksrheumatismus, Gicht. Neigung zu Blutungen passiver Art. Resorptionsmittel. Folgen von Impfungen und Antibiotika, von sexuellen Exzessen.

Arzneimittelbild:

1. Geist und Gemüt: Anfangs lebhaft, ungeduldig, aufbrausend, egoistisch, *kritiklustig,* weltverbessernd oder gleichgültig. Zerstreut, *vergeßlich (Namen),* verlangsamt, *verzagt, furchtsam,* arbeitsunfähig. *Fixe Ideen, grübelt über sein Seelenheil,* neigt zum Weinen, verzweifelt. *V: nachts,* durch Waschen, bei Wetterwechsel.

2. Leib: *Blutandrang zum Kopf bei kalten Füßen,* Nasenbluten. Scheitelkopfschmerz, neuralgischer Schmerz, *V: morgens, Bewegung, Stehen. B: Luft.* Benommenheit und Schwindel. *Haare widerspenstig, ausfallend, glanzlos.* Kopfjucken. Gesicht blaß, gelb, *elendig; mit dunklen Augenringen,* mager oder *vollblütig, feist.* Augen rot, trocken, brennend. Gehör überempfindlich, Ohrgeräusche, eitriger Ausfluß. Fließschnupfen im Freien, Stockschnupfen mit Krusten, im Warmen, nachts. *Wird den Eindruck übler Gerüche und den seines Körpers nicht los.* Globusgefühl im Hals. Heiserkeit, trockener Reizhusten, anfallsartig mit Angst und Herzklopfen im Liegen, nachts, in der Wärme. Tagsüber Husten mit übelriechendem Schleimauswurf. Rasseln. Neigung zu Exsudaten. *Stiche in der Brust, in den Rücken schießend. V: Rückenlage, Tiefatmen.* Mund trocken, Zunge schmutzig weiß, Brennen im Mund, übler Mundgeruch. *Großer Durst, Verlangen nach alkoholischen Getränken, Süßigkeiten, Tabak. Widerwillen gegen Fleisch.* Sodbrennen. *Schwäche mit Heißhunger um 11 Uhr. Leib aufgetrieben,* druckempfindlich, Völlegefühl. *V: Milch, Eier, Mehlspeisen.* Lautes Aufstoßen, Kollern im Bauch. Wechsel von durchfälligen, stinkenden Stühlen gegen 5–6 Uhr früh, aus dem Bett treibend, oder Verstopfung. Hämorrhoiden. *Körperöffnungen sind gerötet, Sekrete und Exkrete scharf.* Häufiger Harndrang mit Brennen, Urin trüb. *Regel zu lang, dunkel, ätzend,* bei Unterdrückung Kongestionen. Prolaps, Fluor, Pruritus. Übelriechender Genitalschweiß. Geschlechtstrieb gesteigert oder vermindert. Neigung zu Onanie, vorzeitiger Samenerguß, *Rückenschwäche. Haut rauh, trocken, nässend, eitrig, schmutzig, übelriechend. Jucken und Brennen. V: waschen, Wolle, Wärme. Neigung zur Chronizität.* Flechten und Ausschläge aller Art, Geschwüre. *Wechselbeziehung zwischen Haut, Schleimhaut und Organen, Unterdrückungssyndrom.* Venöse Stase. *Hitze und Brennen in den Fußsohlen.* Verlangen nach frischer Luft. Übelriechender Schweiß. Tagsüber unwiderstehliches Schlafbedürfnis, nachts: *Katzenschlaf.* Muskel- und Gelenksrheumatismus, *Rückenschwäche,* gebückte Haltung, Krachen bei Bewegung, Knochen wie zerschlagen. Steifheit der Knie- und Fußgelenke. Ganglion.

Verwendete Potenzen: D3, D4, D6, D12, D30, D200.

Ähnliche Mittel: China, Iodum, Magnesium carbonicum, Natrium muriaticum, Lycopodium, Psorinum, Silicea, Thuja.

Zincum metallicum

Metallisches Zink

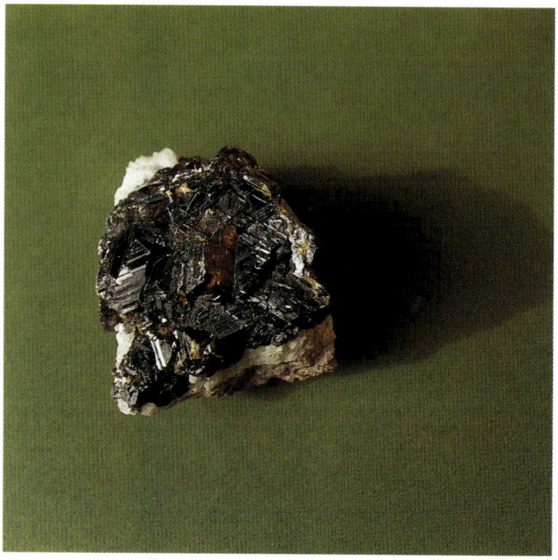

Abb. Zinkblende

Kennzeichnung, Geochemie: Zink (Zincum, Zn) reagiert amphoter mit Basen und Säuren. Das bleigraue, spröde, metallische Zink ist durch eine oberflächliche Oxidationsschicht gegen Luft und Wasser beständig. Vorkommen hauptsächlich als *Zinkblende* (Zinksulfid, ZnS), in tetraedrischen Kristallen, Härte 3½ bis 4, dunkel bis honigfarben. Pulver fast farblos. Findet sich meist mit Pb und Cd vergesellschaftet in hydrothermalen Lagerstätten. Verwendung in Legierungen, als Blech (bzw. verzinktes Blech), als Elektroden in Trockenbatterien, zum Galvanisieren, als Pigmentfarbstoff (Zinkoxid) und in Salben, Pasten usw.

In der Homöopathie verwendet: metallisches Zink und Zinkisovalerianat. Am Abend zu geben.

Stoffliches: Zn ist ein essentielles Spurenelement. Fast alle für die Biosynthese der Nukleinsäuren und Proteine verantwortlichen Enzyme werden durch Zn aktiviert und die Strukturen von Proteinen und Glykoproteinen stabilisiert. Die Multifunktion in vielen Stoffwechselprozessen führt bei Zn-Mangel zu Ausfallserscheinungen, besonders zur Wachstumsbeeinträchtigung und verminderten Immunabwehr. Zu Zinkvergiftungen kommt es nach Inhalation von Zn-Dämpfen („Gießfieber“) in metallurgischen Betrieben; chronische Überresorption ist möglich bei Lösung von Zinkoxid durch säurehaltige Nahrungsmittel, Getränke oder durch weiches Wasser. Die spezifische Toxizität ist abhängig vom physiochemischen Charakter der jeweiligen Zn-Verbindung. Erhöhte Östrogenzufuhr, Tetrazykline, Schwermetallbelastung und erhöhte Ca- und Mn-Zufuhr provozieren Zn-Mangel.

Wirkungsrichtung: ZNS; peripheres NS. Herz; Gefäße. Auge. Magen-Darmkanal.

Indikation: Folgen von ungenügender Ausscheidung. Erschöpfung. Neurasthenie, Meningitis, Enzephalitis, Chorea, Epilepsie, Krampfneigung, Lähmungen, Neuralgien. Konjunktivitis, Keuchhusten, Magen- und Darmstörungen, Miktionsstörungen, Dysmenorrhoe, Ischias, Varizen.

Arzneimittelbild:

1. Geist und Gemüt: *Wechsel der Stimmung.* Ungeduldig, *reizbar, schreckhaft,* zornig. Unwillig und langsam im Begreifen und Antworten, willensschwach, *bedrückt, „als ob er ein Verbrechen begangen hätte". Deprimiert, zittrig, erschöpft. Folgen von langen Krankheiten, Unterdrükkung von Exanthemen, Exkretionen. Nervenmittel. V: Geräusche, Überlastung, Lärm, 17–18 Uhr, sexuelle Exzesse.*

2. Leib: Gesicht blaß, Zucken in den Gesichtsmuskeln. *Hinterkopfschmerz,* dumpf, ausstrahlend mit Hitzegefühl. *B: im Freien, Kalt-Abwaschen. Druck an der Nasenwurzel, in der Stirne;* Migräne mit Sehstörungen. *V: Alkohol (Weißwein), geistige Anstrengung, nach dem Mittagessen.* Schwindel mit Übelkeit. Stechende Ohrenschmerzen, Ohrgeräusche, stinkender Ohrfluß. Parese der oberen Augenlider, Lichtscheue, Farbensehen. *Schwellung der Schleimhäute mit Trockenheit und Konstriktionsgefühl.* Vorwiegend Stockschnupfen, erschöpfender *Husten mit Atemnot und Bandgefühl (Kinder halten die Hand an ihr Genitale),* blutiger Auswurf (vor und während, auch statt der Regel). *V: gezuckerte Speisen, in Ruhe, Tiefatmen. B: Abhusten.* Erregte Herztätigkeit. *Ruckartiges Zucken,* mit Stechen in der Herzgegend. Schwellung und Bläschenbildung im Mund, Geschwürsneigung; metallischer und süßlicher Geschmack, Speichelfluß, Zunge belegt, Zungengrund trocken. *Heißhunger mit Elendigkeit um 11 Uhr.* Oberbauch gespannt, Blähungen. *V: heiß Essen und Trinken, Bewegung, Weißwein, Süßigkeiten, Fleisch;* Singultus, Aufstoßen, Würgen, Erbrechen. *Schmerzen in Speiseröhre, Magen, Darm, After und Urogenitalorganen,* krampfartig, brennend. Kollern in den Gedärmen, starke Peristaltik. *Vorwiegend Verstopfung. Blutende Hämorrhoiden.* Schmerzen von der Nierengegend in die Harnröhre, *häufiges Harnlassen,* Urin zitronengelb, *muß pressen trotz voller Blase (in rückwärtsgebeugter Haltung),* Schmerzen in Samensträngen und Hoden, Priapismus, Impotenz. Regel stark, zu früh. V: vor der Regel. *Besserung mit Eintritt der Regel,* Vikarianz. Nymphomanie bei Amenorrhoe. Masturbation. Weißfluß. *Brennen und Stechen entlang der Wirbelsäule. V: im Sitzen.* Steifigkeit in Nacken und Lumbalregion. *Muskelkrämpfe, Zuckungen, Schwäche und Zittern der Glieder.* Verlangen zu strecken. Taubheitsgefühl. *Haut unheilsam, juckt und brennt.* Blutungsneigung, Ekzeme in den Gelenksbeugen. Schrundenbildung. Frostbeulen, Gürtelrose. *Krampfadern an Beinen und äußerem Genitale. Große Empfindlichkeit gegen Kälte.* Schlaftrunken am Tag, *nachts schlaflos mit Unruhe in den Beinen.* Zähneknirschen, Kopfrollen, Aufschreien.

Verwendete Potenzen: D4, D6, D12, D30, D200.

Ähnliche Mittel: Aconitum, Agaricus, Apis, Belladonna, Cuprum, Hyoscyamus, Cocculus, Acidum picrinicum, Cuprum, Helleborus, Stramonium, Phosphorus.

Literatur

BOERICKE, Oscar, E.: Homöopathische Mittel und ihre Wirkungen. 2. Auflage, Verlag Grundlagen und Praxis, Leer, 1973.
BOERICKE, W.: Homöopathisches Taschenbuch, Barthel & Barthel Verlag GmbH, Berg, 1991.
CANDEGABE, E. F.: Vergleichende Arzneimittellehre, Burgdorf, Verlag für homöopathische Literatur, Göttingen, 1990.
CHARETTE, Gilbert: Homöopathische Arzneimittellehre für die Praxis, 3. Auflage, Hippokrates Verlag, Stuttgart, 1958
COULTER, C., R.: Portraits homöopathischer Arzneimittel I. und II. 2. Auflage, Haug, Heidelberg 1991.
DHU (Deutsche Homöopathie-Union): Homöopathisches Repetitorium, Karlsruhe, 1983.
DORCSI, Mathias: Homöopathie II. Arzneimittellehre nach den Vorlesungen; Skriptum.
DORCSI, Mathias: Arzneimittellehre. Band V., 2. Auflage, Haug, Heidelberg, 1985.
DORCSI, Mathias: Symptomenverzeichnis. Band VI. – Lehrbuchreihe Homöopathie. Haug, Ulm, 1965.
DORCSI, M., SWOBODA, F.: Documenta Homoeopathica, Band 1–11, Verlag W. Maudrich, Wien, München, Bern.
FELLENBERG-ZIEGLER, v. A.: Homöopathische Arzneimittellehre. 15. Auflage, Haug, Heidelberg 1975.
GAWLIK, W.: Arzneimittelbild und Persönlichkeitsportrait. Hippokrates, Stuttgart, 1990.
HAHNEMANN, S.: Reine Arzneimittellehre. 6 Bände, 3. Nachdruck, Haug, Heidelberg, 1983.
HERING, C.: Kurzgefaßte Arzneimittellehre in zwei Bänden. 3. Auflage, Burgdorf, Verlag für homöopathische Literatur, Göttingen, 1979.
KENT, Tyler: Arzneimittelbilder. 2. Auflage, Haug, Heidelberg, 1977.
KÖHLER, G.: Lehrbuch der Homöopathie. Band I.: Grundlagen und Anwendung. 3. Auflage, Hippokrates, Stuttgart, 1984.
LEESER: Lehrbuch der Homöopathie, (Hrsg.) M. Stübler und E. Krug: Band 2: Mineralische Arzneistoffe. 4. Auflage, Haug, Heidelberg, 1988.
LEESER: Lehrbuch der Homöopathie, (Hrsg.) M. Stübler und E. Krug. Band 5: Tierstoffe. Haug, Heidelberg, 1987.
MEZGER, J.: Gesichtete Homöopathische Arzneimittellehre. 3. Auflage, Haug, Ulm, 1966.
MÜLLER, F.: Nomenklatur homöopathischer Arzneimittel. Hom. in Österr., Sept. 1991.
RECKEWEG, H.-H.: Homoeopathia antihomotoxica. Aurelia-Verlag, Baden-Baden, 1980.
STAUFFER, K.: Klinische homöopathische Arzneimittellehre. 6. Auflage, J. Sonntag, Regensburg, 1974.
STÜBLER, M.: Was ist Homöopathie? Bad Liebenzell/Ul., 1982.
VOISIN, H.: Materia medica des homöopathischen Praktikers. 3. Auflage, Haug, Heidelberg, 1991.
WELLMER, W.: Fibel homöopathischer Arzneimittelbilder. Haug, Heidelberg, 1981.
ZIMMERMANN, W.: Homöopathische Arzneitherapie. 3. Auflage, J. Sonntag, Regensburg, 1980.

Alphabetisches Verzeichnis der *medizinischen* und deutschen Namen

Bildquellenverzeichnis

BERNDT, Angelika, Wien: 18
Dr. DELLMOUR, Friedrich, Wien: 72, 96, 110
Mag. MANDL, Christian, Wien: 28, 56, 62, 68, 78, 84, 90, 102, 112, 114, 116, 122
MANDL, Elisabeth, Wien: 14, 16, 26, 30, 40, 64, 66, 70 (2x), 76, 80, 82, 86, 88, 92, 98, 100, 104, 106, 108, 118, 120, 126
Dr. MANDL, Lothar, Wien: 32, 74, 92, 106, 124 (2x)
Naturhistorisches Museum, Wien, Dia-Sammlung der Herpetologischen Abteilung: 24, 34, 50
Dr. SCHWAMMER, Harald M., Wien: 58
Dr. SPLECHTNA, Heinz, Wien: 56
Dr. SWOBODA, Armin, Bochum: 22
TIPPMANN, Friedrich F., Wien: 20, 38, 60
WIMMER-MIZZARO, Maria, Wien: 54